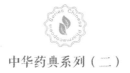

中华药典系列（二）

中草药快认指南

（下卷）

主编　周重建　裴　华

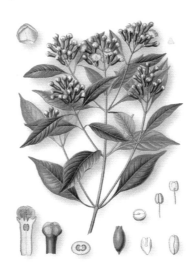

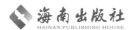

海南出版社
HAINAN PUBLISHING HOUSE

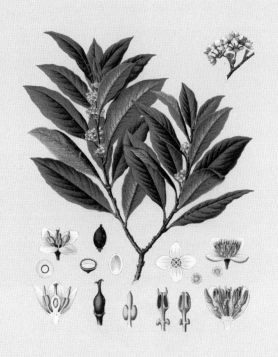

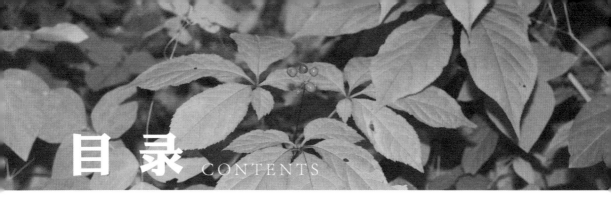

目 录 CONTENTS

（下卷）

活血化瘀药·活血疗伤

化痰止咳平喘药·温化寒痰

化痰止咳平喘药·清化热痰

化痰止咳平喘药·止咳平喘

安神药·养心安神

平肝息风药·平抑肝阳

平肝息风药·息风止痉

补虚药·补气

广藿香

别名 藿香、海藿香。

来源 为唇形科植物广藿香 [*Pogostemon cablin* (Blanco) Benth.] 的干燥地上部分。

生境 生长于向阳山坡。主产于广东、海南、台湾、广西、云南等地。

采收 枝叶茂盛时采割，日晒夜闷，反复至干。

功用 辛，微温。归脾、胃、肺经。芳香化浊，开胃止呕，发表解暑。用于湿浊中阻，脘痞呕吐，暑湿表证，发热倦怠，胸闷不舒，寒湿闭暑，腹痛吐泻，鼻渊头痛。

验方 ①胎气不安：广藿香、香附、甘草各10克，研末，每次10克，入盐少许，沸汤服之。②口臭：广藿香洗净，煎汤，漱口。③冷露疮烂：广藿香叶、细茶各等份，烧灰，油调涂贴之。④过敏性鼻炎：广藿香、苍耳子、辛夷、连翘各10克，升麻6克，将药材浸泡于水中，约半小时，用大火煮开，每日1~2次。⑤预防感冒：广藿香、生甘草各6克，射干、桑叶各10克，板蓝根30克，金银花、绵马贯众、桔梗各12克，连翘15克，水煎服。

快认指南

①多年生草本或灌木，高约1米，揉之有香气；茎直立，老枝粗壮，近圆形；幼枝方形，密被灰黄色柔毛。②叶对生，圆形至宽卵形，边缘有粗钝齿或有时分裂，两面均被毛，脉上尤多。③轮伞花序密集成假穗状花序，密被短柔毛；花萼筒状，5齿；花冠紫色，4裂，前裂片向前伸；雄蕊4，花丝中部有长须毛，花药1室。④小坚果近球形，稍压扁。⑤我国栽培的罕见开花。

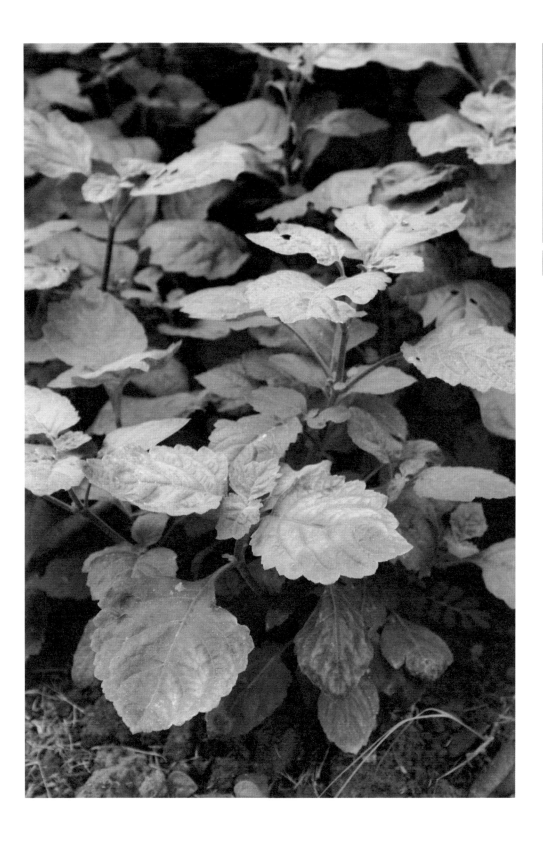

佩兰

别名 兰草、水香、大泽兰、燕尾香、都梁香、针尾凤。

来源 为菊科植物佩兰 (*Eupatorium fortunei* Turcz.) 的干燥地上部分。

生境 生长于路边灌丛或溪边。野生或栽培。主产于河北、陕西、山东、江苏、安徽、浙江、江西、湖北、湖南、广东、广西、四川、贵州、云南等地。

采收 夏、秋两季分两次采割，除去杂质，晒干。

功用 辛，平。归脾、胃、肺经。芳香化湿，醒脾开胃，发表解暑。用于湿浊中阻，脘痞呕恶，口中甜腻，口臭，多涎，暑湿表证，湿温初起，发热倦怠，头胀胸闷。

验方 ①夏季伤暑：佩兰10克，鲜莲叶15克，滑石18克，甘草3克，水煎服。②消化不良、口中甜腻：佩兰12克，淡竹叶、地豆草各10克，水煎服。③流行性感冒：佩兰10克，大青叶15克，水煎服，连服3～5日。

快认指南

①多年生草本，高70～120厘米。根状茎横走，稍长。茎直立，圆柱状，下部光滑无毛。②叶对生，下部的叶常早枯；中部的叶有短柄，通常3深裂，裂片长圆形或长圆状披针形，长5～9厘米，宽1～2厘米，先端渐尖，基部楔形，边缘有锯齿，叶脉羽状，背面沿脉被疏毛，无腺点，揉之有香气；上部叶较小，通常不分裂。③头状花序排列成伞房状聚伞花序；总苞长6～8毫米，总苞片10枚左右，2～3层，外层的甚短，内层的较长，膜质，长圆形至倒披针形，常带紫红色。每个头状花序具花4～6朵；花两性，全部为管状花，冠毛较花冠短，花冠白色，长5～6毫米，先端5齿裂；雄蕊5，聚药，不露出管外；子房下位，柱头2裂，伸出花冠外。④瘦果圆柱形，长约3毫米，有5棱，熟时黑褐色。⑤花期秋季。

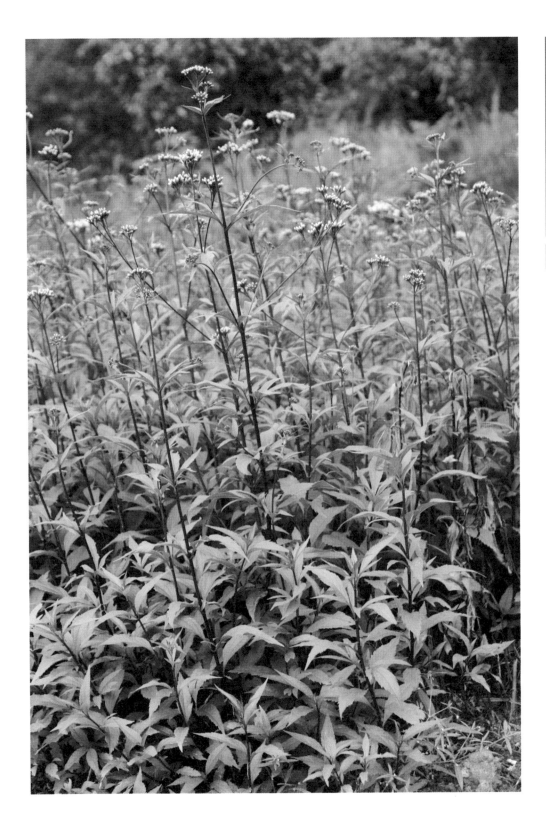

苍 术

别名 赤术、仙术、茅术、青术。

来源 为菊科植物茅苍术 [*Atractylodes lancea* (Thunb.) DC.] 或北苍术 [*Atractylodes chinensis* (DC.) Koidz.] 的干燥根茎。

生境 生长于山坡、林下及草地。主产于东北、华北、山东、河南、陕西等地。

采收 春、秋两季采挖，除去泥沙，晒干，去须根。

功用 辛、苦，温。归脾、胃、肝经。燥湿健脾，祛风散寒，明目。用于湿阻中焦，脘腹胀满，泄泻，水肿，脚气痿躄，风湿痹痛，风寒感冒，夜盲，眼目昏涩。

验方 ①湿疹：苍术、黄柏、煅石膏各等份，研末敷患处。②风湿性关节炎：苍术、黄柏各9克，忍冬藤30克，水煎服。③脾虚气陷型胃下垂：苍术15克，加水煎煮或用沸水浸泡，每剂可煎煮2次或冲泡3杯，每日1剂，连续服用1个月。④腰痛伴不能弯腰：苍术15克，白术30克，薏苡仁20克，水煎服。⑤感冒：苍术50克，细辛10克，侧柏叶15克，共研细末，每日4次，每次7.5克，开水冲服，葱白为引，生吃。

快认指南

茅苍术：①多年生草本，高达80厘米，根茎结节状圆柱形。②叶互生，革质，上部叶一般不分裂，无柄，卵状披针形至椭圆形，长3～8厘米，宽1～3厘米，边缘有刺状锯齿，下部叶多为3～5深裂，顶端裂片较大，侧裂片1～2对，椭圆形。③头状花序顶生，叶状苞片1列，羽状深裂，裂片刺状；总苞圆柱形，总苞片6～8层，卵形至披针形；花多数，两性或单性，多异株，全为管状花，白色或淡紫色；两性花有多数羽毛状长冠毛，单性花一般为雌花，具退化雄蕊5。④瘦果有羽状冠毛。⑤花期夏、秋两季。

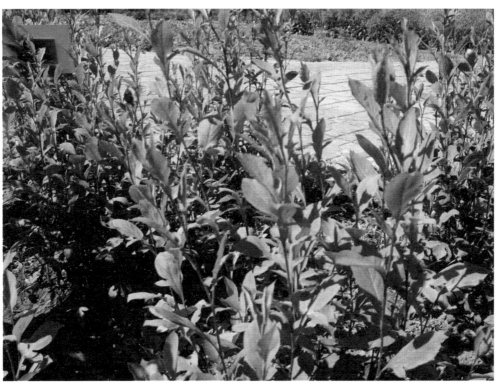

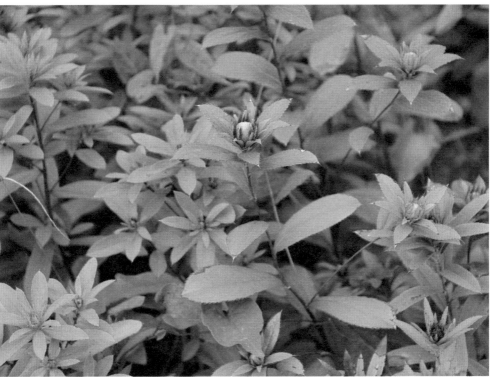

厚朴

别名 川朴、烈朴、重皮、赤朴、厚皮。

来源 为木兰科植物厚朴 (*Magnolia officinalis* Rehd. et Wils.) 或凹叶厚朴 (*Magnolia officinalis* Rehd. et Wils. var. *biloba* Rehd. et Wils.) 的干燥干皮、根皮及枝皮。

生境 常混生于落叶阔叶林内或生长于常绿阔叶林缘。主产于陕西、甘肃、四川、重庆、贵州、湖北、湖南、广西等地。

采收 4～6月剥取根皮及枝皮，直接阴干；干皮置沸水中微煮后，堆置于阴湿处，"发汗"至内表面变紫褐色或棕褐色时，蒸软，取出，卷成筒状，干燥。

功用 苦、辛，温。归脾、胃、肺、大肠经。燥湿消痰，下气除胀满。用于湿滞伤中，脘痞吐泻，食积气滞，腹胀便秘，痰饮喘咳。

验方 ①腹泻伴消化不良：厚朴、黄连各9克，水煎，空腹服。②肠道寄生虫：厚朴、槟榔各6克，乌梅2个，水煎服。③便秘：厚朴、枳实各9克，大黄6克，水煎服。

快认指南

厚朴：①落叶乔木，高7～15米。树皮紫褐色，油润而带辛辣味。小枝粗壮，幼时绿棕色，被绢毛；老枝灰棕色，无毛，皮孔大而显著。②单叶互生，具粗壮的叶柄，无毛；叶片革质，倒卵形或椭圆状倒卵形，长20～45厘米，宽10～20厘米，先端钝圆而有短尖头，基部常为楔形，全缘或微波状，上面绿色，无毛，下面在幼时有灰白色短柔毛，老时呈白粉状。③白色花，有香气，花与叶同时开放，单生于幼枝顶端，花梗粗壮而短，密被丝状白毛；花直径约15厘米；花被片9～12或更多。④聚合果长椭圆状卵形，长约12厘米；蓇葖果木质。⑤花期夏季。

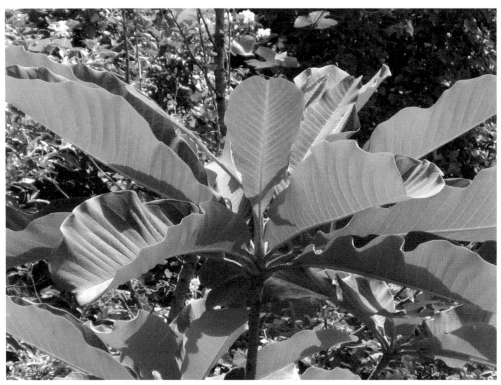

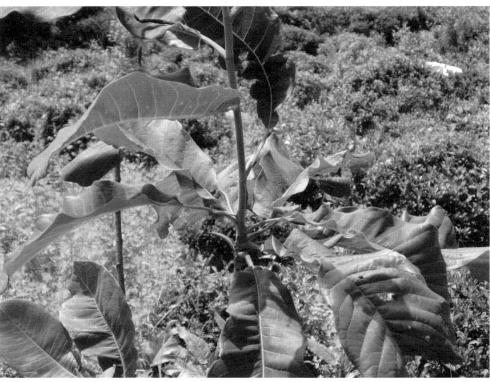

砂仁

别名 春砂仁、缩砂仁、缩砂蜜。

来源 为姜科植物阳春砂 (*Amomum villosum* Lour.) 的干燥成熟果实。

生境 生长于气候温暖、潮湿、富含腐殖质的山沟林下阴湿处。主产于广东、广西、云南和福建等地。

采收 夏、秋两季果实成熟时采收，晒干或低温干燥。

功用 辛，温。归脾、胃、肾经。化湿开胃，温脾止泻，理气安胎。用于湿浊中阻，脘痞不饥，脾胃虚寒，呕吐泄泻，妊娠恶阻，胎动不安。

验方 ①胎动不安：砂仁5克，紫苏梗9克，莲子60克。先将莲子用净水浸泡半天，再入锅中加水煮炖至九成熟时加入紫苏梗、砂仁，用文火煮至莲子熟透即可，吃莲子喝汤。每日1剂，连用5～7日。②妊娠呕吐：砂仁适量，研为细末，每次6克，姜汁少许，沸汤服。③浮肿：砂仁、蝼蛄各等份，焙燥研细末，每次3克，以温黄酒和水各半送服，每日2次。

快认指南

①多年生草本，高1.5米左右。茎直立，无分枝。②叶排生为2列，无柄；叶片窄长圆形或条状披针形，先端渐尖呈尾状或急尖，基部渐狭，全缘，上面光滑，下面有微毛；叶鞘开放，抱茎。③花葶从根状茎上生出，其上有细柔毛，并覆以鳞片叶；穗状花序球形，花萼管状，花冠3裂，裂片长圆形，白色，先端兜状，唇瓣倒卵状至匙形，亦为白色，并稍带黄色且有红色斑点，先端有不整齐缺刻，基部具爪；侧生退化雄蕊呈细小的乳状突起，雄蕊1，药隔附属物3裂；子房下位，球形，有细毛。④蒴果椭圆形或卵圆形，长1.5～2厘米，直径1～1.5厘米，熟时红棕色，有肉刺凸起。种子多数，芳香。⑤花期3～6月，果期6～9月。

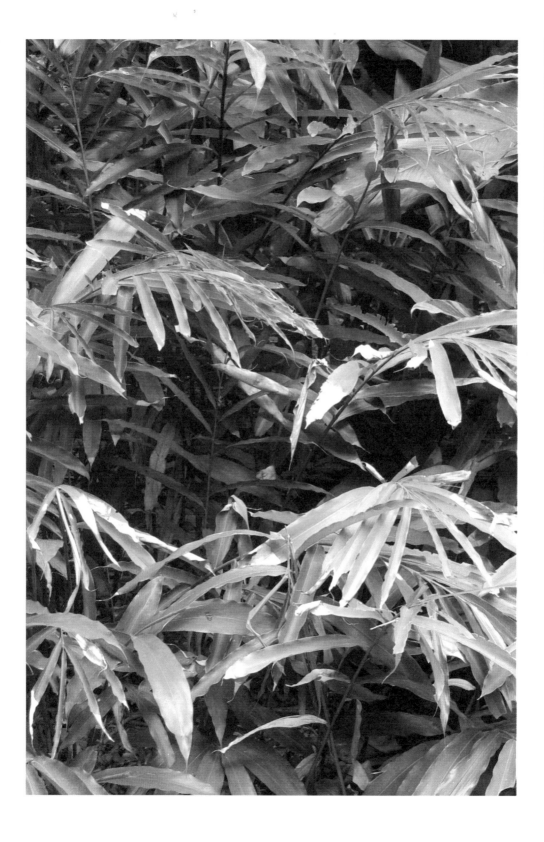

草豆蔻

别名 豆蔻、偶子、草蔻、草果、草蔻仁。

来源 为姜科植物草豆蔻 (*Alpinia katsumadai* Hayata) 的干燥近成熟种子。

生境 生长于林缘、灌木丛或山坡草丛中。主产于广东、福建、台湾、海南、广西等地。

采收 夏、秋两季采收，晒至九成干，或用水略烫，晒至半干，除去果皮，取出种子团，晒干。

功用 辛，温。归脾、胃经。燥湿行气，温中止呕。用于寒湿内阻，脘腹胀满冷痛，嗳气呕逆，不思饮食。

验方 ①心腹胀满：草豆蔻50克，去皮为末，每次2克，以木瓜生姜汤调服。②慢性胃炎：草豆蔻炒黄研末，每次3克，温开水送服，每日3次。③中暑受热、恶心呕吐、腹痛泄泻、胸中满闷、晕车晕船、水土不服：草豆蔻、砂仁、青果、肉桂、槟榔、橘皮、茯苓、小茴香各30克，甘草250克，木香45克，红花、丁香各15克，薄荷27克，冰片9克，麝香0.3克。糊丸，每次10粒，温开水送服；平时每次2～3粒，含化。

快认指南

①多年生草本，高1～2米。②叶2列，叶舌卵形，革质，密被粗柔毛，叶柄长不超过2厘米，叶片狭椭圆形至披针形，先端渐尖，基部楔形，全缘，下面被茸毛。③总状花序顶生，总花梗密被黄白色长硬毛；花疏生，花梗长约3毫米，被柔毛；花冠白色，先端3裂，裂片为长圆形或长椭圆形，上方裂片较大；唇瓣阔卵形，先端3个浅圆裂片，白色，前部具红色或红黑色条纹，后部具淡紫红色斑点。

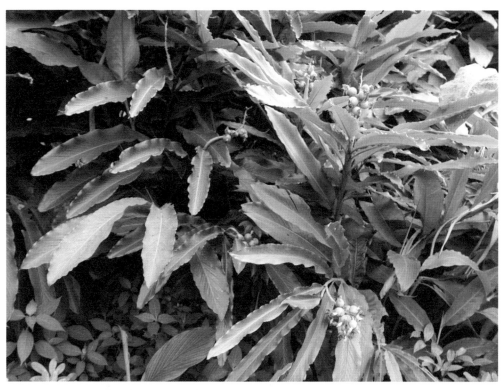

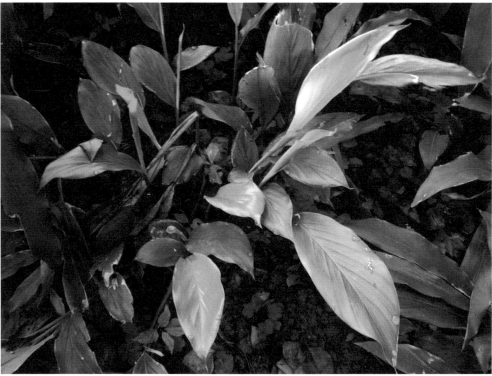

茯苓

别名 茯菟、茯灵、松薯、云苓。

来源 为多孔菌科真菌茯苓 [*Poria cocos* (Schw.) Wolf] 的干燥菌核。

生境 生长于松科植物赤松或马尾松等的树根上，深入地下20～30厘米。主产于湖北、安徽、河南、云南、贵州、四川等地。

采收 多于7～9月采挖，挖出后除去泥沙，堆置"发汗"后，摊开晾至表面干燥，再"发汗"，反复数次至出现皱纹、内部水分大部分散失后，阴干，称为"茯苓个"，或将鲜茯苓按不同部位切制，阴干，分别称为"茯苓皮"及"茯苓块"。

功用 甘、淡，平。归心、肺、脾、肾经。利水渗湿，健脾，宁心。用于水肿尿少，痰饮眩悸，脾虚食少，便溏泄泻，心神不安，惊悸失眠。

验方 ①斑秃：茯苓粉，每日2次，每次6克或临睡前10克吞服，或用茯苓皮水煎内服。②蛋白尿：茯苓9～15克，每日1剂，水煎服。③心虚梦泻、小便白浊：茯苓10克，研末，用米汤送服，每日2次。④小便失禁：茯苓（去黑皮）、干山药各等份，为细末，每次6克，每日1次，稀米汤调匀饮之。

快认指南

①寄生或腐寄生。菌核埋在土内，大小不一，表面淡灰棕色或黑褐色，断面近外皮处带粉红色，内部白色。子实体平伏，伞形，直径0.5～2毫米，生长于菌核表面成一薄层，幼时白色，老时变浅褐色。②菌管单层，孔多为三角形，孔缘渐变齿状。

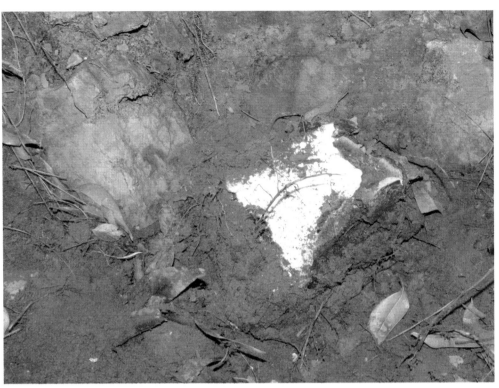

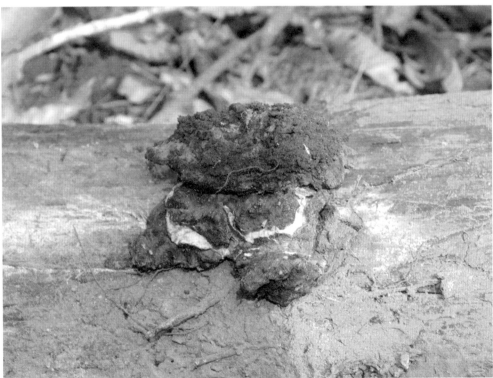

薏苡仁

别名 薏米、苡仁、薏珠子、回回米、薏仁。

来源 为禾本科植物薏苡 [*Coix lacryma-jobi* L. var. *mayuen* (Roman.) Stapf.] 的干燥成熟种仁。

生境 生长于河边、溪潭边或阴湿山谷中。我国各地均有栽培，长江以南各地有野生。

采收 秋季果实成熟时采割植株，晒干，打下果实，再晒干，除去外壳、黄褐色种皮及杂质，收集种仁。

功用 甘、淡，凉。归脾、胃、肺经。健脾止泻，利水渗湿，除痹，排脓，解毒散结。用于水肿，脚气，脾虚泄泻，小便不利，湿痹拘挛，肺痈，肠痈，癌肿，赘疣。

验方 ①扁平疣：生薏苡仁末30克，白砂糖30克，拌匀，每次1匙，开水冲服，每日3次，7～10日为1个疗程。②尿路结石：薏苡仁茎、叶、根适量（鲜品约250克，干品减半），水煎服，每日2～3次。③慢性结肠炎：薏苡仁500克，山药100克，炒黄研粉，每次2匙，每日2次，温水、红糖水或蜂蜜水冲服。

快认指南

①一年生或多年生草本。秆直立，高1～1.5米，丛生，多分枝，基部节上生根。②叶互生，长披针形，长10～40厘米，宽1.5～3厘米，先端渐尖，基部宽心形，鞘状抱茎，中脉粗厚而明显，两面光滑，边缘粗糙。③总状花序从上部叶鞘内抽出，1至数个成束；雄小穗覆瓦状排列于穗轴之每节上；雌小穗包于卵形硬质的总苞中，成熟时变成珠子状，灰白色或蓝紫色，坚硬而光滑，顶端尖，有孔，内有种仁即薏苡仁。④颖果藏于坚硬的总苞中，卵形或卵状球形。⑤花期7～9月，果期9～10月。

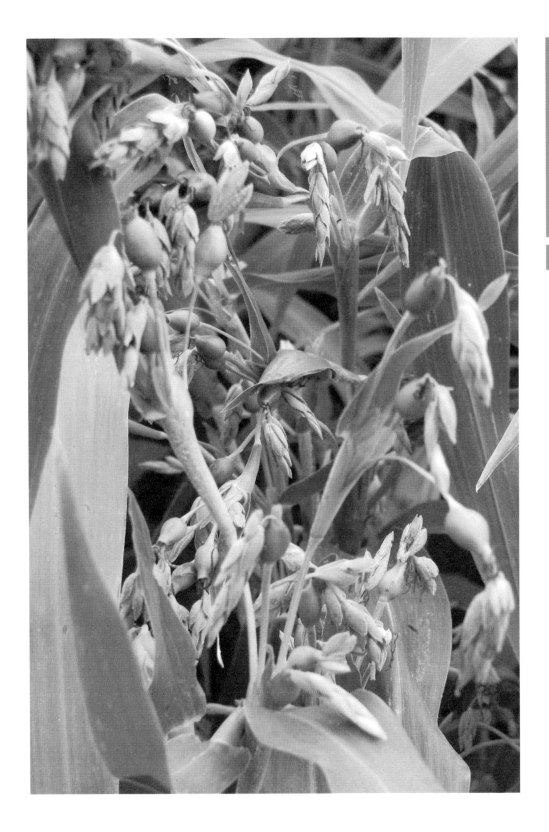

猪 苓

别名 猪茯苓、野猪食、地乌桃、猪屎苓。

来源 为多孔菌科真菌猪苓 [*Polyporus umbellatus* (Pers.) Fries] 的干燥菌核。

生境 生长于向阳山地、林下、富含腐殖质的土壤中。主产于陕西、云南等地，河南、甘肃、山西、吉林、四川等地也有分布。

采收 春、秋两季采挖，除去泥沙，干燥。

功用 甘、淡，平。归肾、膀胱经。利水渗湿。用于小便不利，水肿，泄泻，淋浊，带下。

验方 ①水肿、小便不利：猪苓、泽泻、茯苓、滑石粉各12克，水煎服。②痰饮呕吐、吐后思水：猪苓、茯苓、白术各等份，研末，每次6克，开水调下，每日2~3次。③急性肾炎、全身浮肿、口渴、小便不利：猪苓20克，水煎服，每日2次。④渴欲饮水，水入则吐：猪苓（去皮）10克，白术、茯苓各9克，泽泻12克，水煎服，每日2次。⑤尿急、尿频、尿痛：猪苓、萹蓄、车前子各10克，木通6克，水煎服，每日2次。

快认指南

①菌核埋生于地下，为不规则块状，表面凹凸不平，皱缩，多肿疣，黑褐色，有油漆光泽，内部白色或淡黄色；子实体多数生于菌核上，伸出地面，有柄，柄多次分枝，每枝顶端有一菌盖。②菌盖肉质，干后硬而脆，圆形，中部脐状，近白色至浅褐色，无环纹，边缘薄而锐，常内卷。③菌肉薄，白色；菌管与菌肉同色。

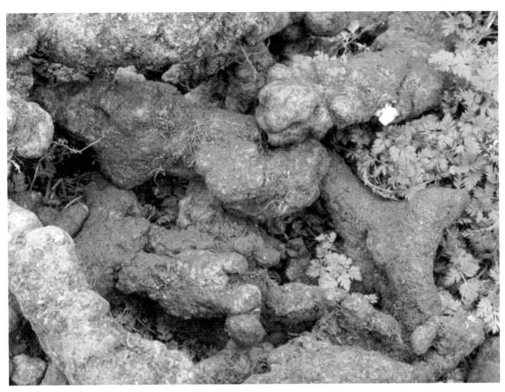

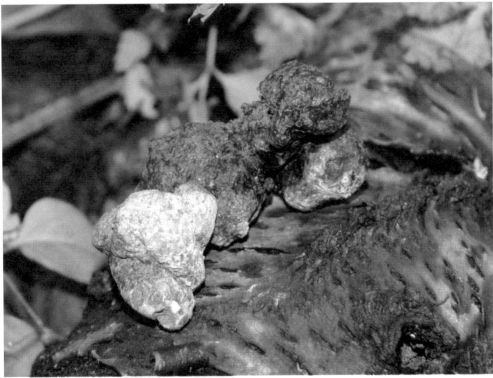

泽泻

别名 水泽、水泻、泽芝、芒芋、如意花、一枝花。

来源 为泽泻科植物泽泻 [*Alisma orientalis* (Sam.) Juzep.] 的干燥块茎。

生境 生长于沼泽边缘，幼苗喜荫蔽，成株喜阳光，怕寒冷，在海拔800米以下地区，一般都可栽培。主产于福建、四川、江西等地。

采收 冬季茎叶开始枯萎时采挖，洗净，干燥，除去须根及粗皮。

功用 甘、淡，寒。归肾、膀胱经。利水渗湿，泻热，化浊除脂。用于小便不利，水肿胀满，泄泻尿少，痰饮眩晕，热淋涩痛，脂血症。

验方 ①水肿，小便不利：泽泻、白术各12克，车前子9克，茯苓皮15克，西瓜皮24克，水煎服。②肠炎泄泻：泽泻10克，黄连6克，马齿苋15克，水煎服。③湿热黄疸：泽泻、茵陈各50克，滑石15克，水煎服。④耳源性眩晕：泽泻、茯苓、白术各20克，化橘红、干姜、桂枝各15克，水煎服。⑤妊娠水肿：泽泻、桑白皮、槟榔、赤茯苓各1.5克，姜水煎服。

快认指南

①多年生沼泽生草本，高50～100厘米。地下有球形块茎，直径可达4.5厘米，外皮褐色，密生多数须根。②叶全部基生，卵状椭圆形，长5～18厘米，宽2～10厘米，先端渐尖，基部楔形或微呈心形，全缘，光滑无毛，叶脉5～7条；叶柄长达54厘米，基部鞘状。③花葶从叶丛中生出，总花梗通常5～7枚，集成大型的轮生状圆锥花序；小花梗不等长，呈伞状排列，苞片披针形至条形；萼片3，绿色，广卵形；花瓣3，白色，倒卵形，较萼短；雄蕊6；雌蕊多数，离生，子房倒卵形，侧扁，花柱侧生。④瘦果倒卵形，扁平。⑤花期6～8月。

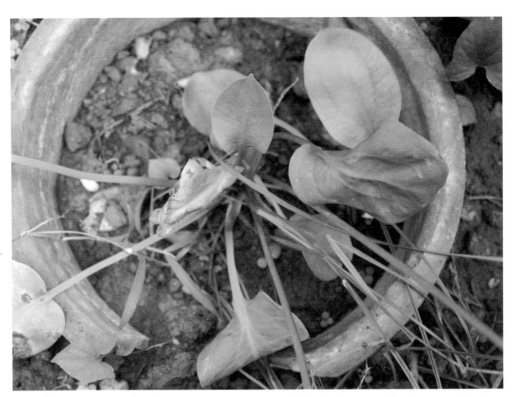

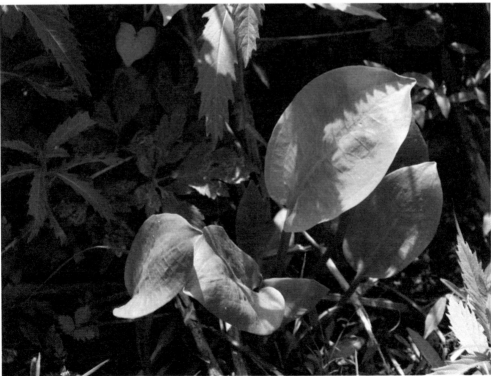

香加皮

别名 臭五加、杠柳皮、山五加皮、北五加皮、香五加皮。

来源 为萝藦科植物杠柳 (*Periploca sepium* Bge.) 的干燥根皮。

生境 生长于河边、山野、沙质地。主产于吉林、辽宁、内蒙古、河北、山西、陕西、四川等地。

采收 春、秋两季采挖，剥取根皮，晒干。

功用 辛、苦，温；有毒。归肝、肾、心经。利水消肿，祛风湿，强筋骨。用于风寒湿痹，腰膝酸软，心悸气短，下肢浮肿。

验方 ①水肿：香加皮7.5～15克，水煎服。②水肿、小便不利：香加皮、陈皮、茯苓皮、生姜皮、大腹皮各15克，水煎服。③筋骨软弱、脚痿行迟：香加皮、牛膝、木瓜各等份，共为末，每次5克，每日3次。④风湿性关节炎、关节拘挛疼痛：香加皮、白鲜皮、穿山龙各25克，用白酒泡24小时，每日服10毫升。

快认指南

①落叶蔓性灌木，高达1.5米。具乳汁，除花外全株无毛。②叶对生；叶柄长约3毫米；叶片膜质，卵状长圆形，长5～9厘米，宽1.5～2.5厘米，先端渐尖，基部楔形；侧脉多数。③聚伞花序腋生，有花数朵；花萼5深裂，裂片先端钝，花萼内面基部有10个小腺体；花冠紫红色，花冠直径1.5～2厘米，花冠裂片5，中间加厚呈纺锤形，反折，内面被长柔毛；副花冠环状，10裂，其中5裂片丝状伸长，被柔毛；雄花着生于副花冠内面，花药包围着柱头；心皮离生；花粉颗粒状，藏在直立匙形的载粉器内。④蓇葖果双生，圆柱状，长7～12厘米，直径约5毫米，具纵条纹。种子长圆形，先端具长约3厘米的白色绢质种毛。⑤花期5～6月，果期7～9月。

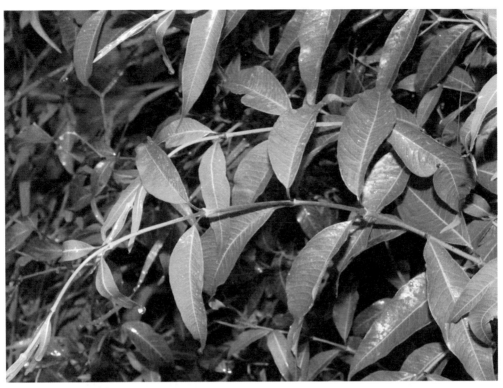

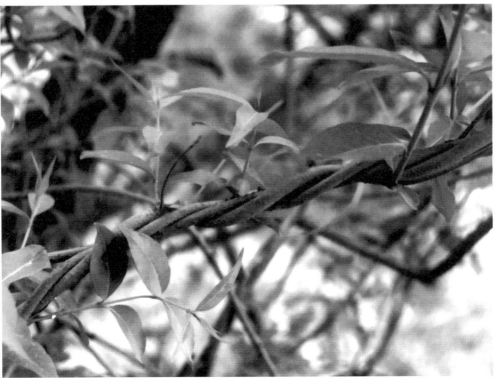

广金钱草

别名 假花生、山地豆、落地金钱草。

来源 为豆科植物广金钱草 [*Desmodium styracifolium* (Osb.) Merr.] 的干燥地上部分。

生境 生长于荒地草丛中，或经冲刷过的山坡上。主产于福建、广东、广西、湖南等地。

采收 夏、秋两季采割，除去杂质，晒干。

功用 甘、淡，凉。归肝、肾、膀胱经。利湿退黄，利尿通淋。用于热淋，石淋，黄疸尿赤，小便涩痛，水肿尿少。

验方 ①膀胱结石：广金钱草60克，海金沙15克，水煎服。②肾结石：广金钱草18克，大茴香、小茴香各7.5克，大黄（后下）15克，萹蓄50克，净水3碗，煎至1碗服，并多饮黄豆卷汤，助肾结石加速排出。③黄疸：广金钱草30克，水煎服。④小儿疳积：广金钱草适量，煮猪瘦肉食。

快认指南

①半灌木状草本，长达1米。茎平卧或斜举，基部木质，枝呈圆柱形，与叶柄均密被黄色短柔毛。②叶互生，有披针形托叶1对，小叶1片，有时3片，中间小叶大而形圆，长2.5～4.5厘米，宽2～4厘米，侧生小叶矩圆形，较小，先端微凹，基部浅心形或近平截，全缘，上面无毛，下面密被银白色丝光毛而呈浅灰绿色，叶脉下凸，侧脉羽状，平行，约为10对，小托叶钻形。③夏季茎顶或叶腋抽出总状花序，花密而多，2朵并生，具香气，花梗下弯，长约3毫米；花萼钟状；蝶形花冠紫红色，长约5毫米，旗瓣倒卵形。④荚果具3～6荚节，一侧平直，另一侧节间呈波状收缩，被短柔毛和钩状毛，每节有肾形种子1粒。

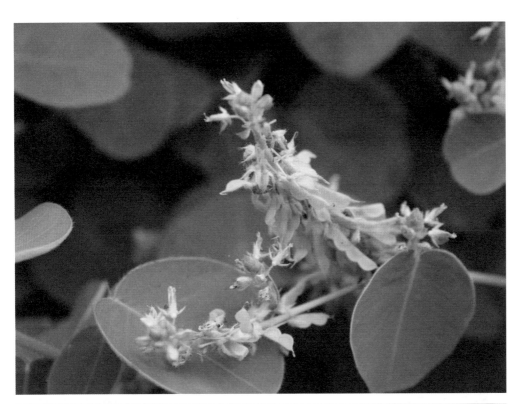

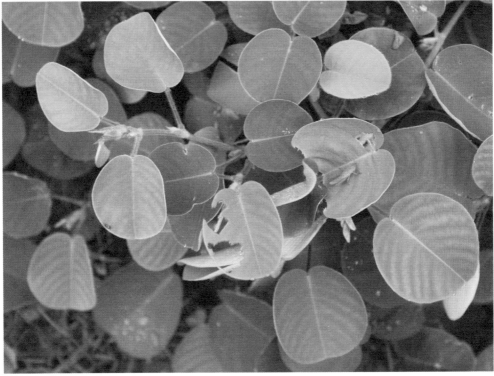

三白草

别名 水木通、白水鸡、三点白。

来源 为三白草科植物三白草 [*Saururus chinensis* (Lour.) Baill.] 的干燥根茎或全草。

生境 生长于沟旁、沼泽等低湿及近水的地方。主产于河北、山东、安徽、江苏、浙江、广东、湖南、湖北、江西、四川、重庆等地。

采收 根茎秋季采挖。全草全年均可采挖，洗净，晒干。

功用 甘、辛，寒。归肺、膀胱经。清热解毒，利尿消肿。主治小便不利，淋沥涩痛，白带，尿路感染，肾炎水肿。外治疮疡肿毒，湿疹。

验方 ①乳汁不足：鲜三白草根50克，猪前脚1节，水煎，服汤食肉，每日1剂。②妇女白带：鲜三白草根100克，猪瘦肉200克，水煎，服汤食肉，每日1剂。③风湿痹痛：三白草根、牛膝根、白茅根、毛竹根各9～15克，水煎服，红糖、米酒为引。

快认指南

①多年生草本，高30～70厘米。根状茎肉质，白色，有须状根。茎直立，有棱脊，无毛。②单叶互生，具长柄，柄表面有条纹，叶片卵形或披针状卵形，长5～12厘米，宽2～6厘米，先端尖或长尖，基部心形或呈耳形，全缘，两面均无毛；茎端花序下有叶2～3片，开花时常为乳白色；托叶与叶柄合生，故叶柄基部宽大。③总状花序于枝顶与叶对生，花序梗有毛；花小，无花被；雄蕊6；雌蕊由4个近完全合生的心皮组成，柱头4，向外卷曲。④蒴果成熟后顶端开裂为四分果，每个分果近球形，表面多疣状突起，不开裂。⑤花期夏季。

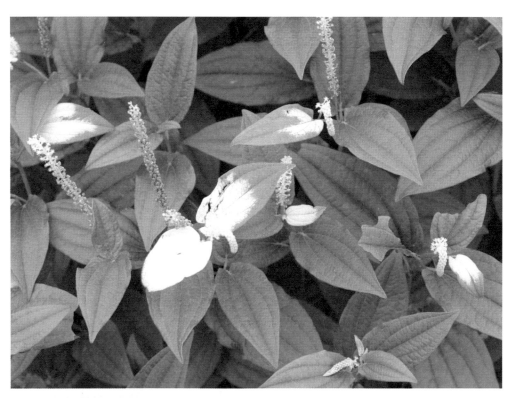

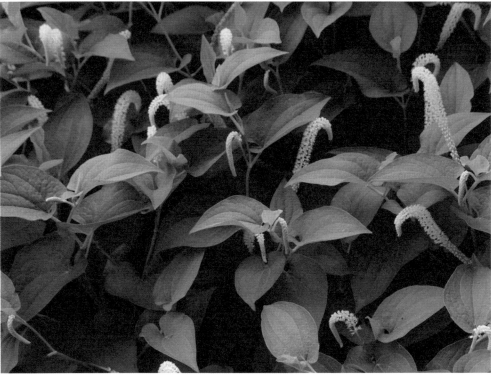

车 前 子

别名 车前实、蛤蟆衣子、凤眼前仁、猪耳朵穗子。

来源 为车前科植物车前 (*Plantago asiatica* L.) 或平车前 (*Plantago depressa* Willd.) 的干燥成熟种子。

生境 生长于山野、路旁、沟旁及河边。分布于全国各地。

采收 夏、秋两季种子成熟时采收果穗，晒干，搓出种子，除去杂质。

功用 甘，微寒。归肝、肾、肺、小肠经。清热利尿，渗湿止泻，通淋，明目，祛痰。用于水肿胀满，热淋涩痛，暑湿泄泻，目赤肿痛，痰热咳嗽。

验方 ①尿血、尿痛（热性病引起的）：车前子晒干为末，每次10克，车前叶煎汤下。②阴下痒痛：车前子煮汁频洗。③风热目暗、涩痛：车前子、黄连各50克，为末，饭后用温酒服5克，每日2次。④白带多、腹泻：车前子30克，用纱布包裹煎煮半小时后取出，再加粳米60克、茯苓粉30克同煮成粥，食用即可。⑤寒湿泻：车前子20克，藿香、炮姜各10克，水煎服。

快认指南

车前：①叶丛生，直立或展开，方卵形或宽卵形，长4～12厘米，宽4～9厘米，全缘或有不规则波状浅齿，弧形脉。②花茎长20～45厘米，顶生穗状花序。③蒴果卵状圆锥形，周裂。④花期6～9月，果期10月。

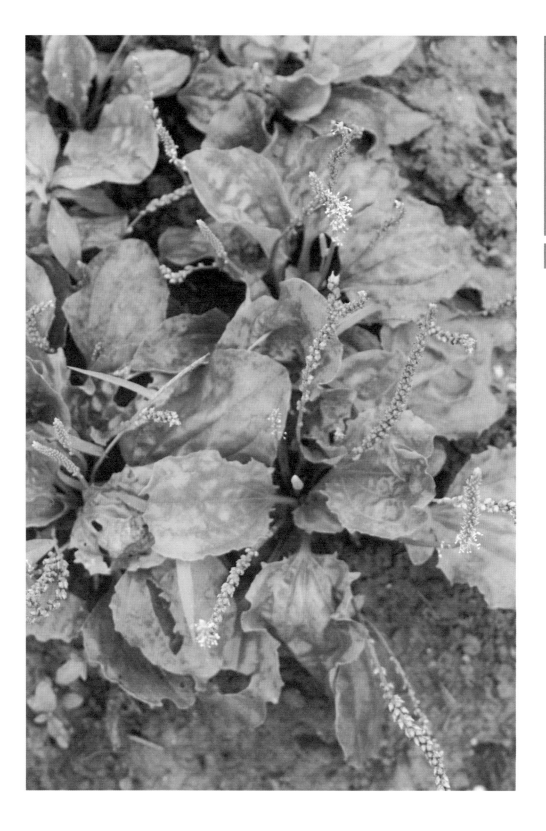

滑石

别名 脱石、液石、画石、脆石。

来源 为硅酸盐类矿物滑石族滑石，主要成分是含水硅酸镁〔$Mg_3(Si_4O_{10})(OH)_2$〕。

生境 主产于山东、江苏、陕西、山西、辽宁等地。

采收 采挖后，除去泥沙及杂石。

功用 甘、淡，寒。归膀胱、肺、胃经。利尿通淋，清热解暑；外用祛湿敛疮。用于热淋，石淋，尿热涩痛，暑湿烦渴，湿热水泻；外治湿疹，湿疮，痱子。

验方 ①慢性肾盂肾炎：滑石、车前子各15克，金银花、蒲公英各20克，水煎服。②尿路感染：滑石、车前子各15克，布包煎代茶饮。③痱子：滑石、薄荷、生甘草各适量，研细末，洗净皮肤，外撒患处。④湿疹、湿疮：滑石粉、煅石膏各适量，黄柏30克，研细末，撒布患处。⑤前列腺炎：滑石30克，葱白50克，先将滑石研末，葱白单独煎汤，将滑石末倒入汤内调匀服下。

快认指南

　　为硅酸盐类矿物滑石族滑石的块状体，呈不规则的扁平块状，大小不一。全体白色、灰白色或淡黄色，层间或隙缝处常夹有灰褐色泥岩。每层由纤维状的结晶聚合体纵向集合而成。单层的块附有青灰色或黄色片状泥岩。有的半透明。质较松软，硬度1.5～2，比重2.3，条痕白色，易纵向断裂，手捻能碎，纵断面纤维状，显丝绢光泽。纤维细而纵直立者为湖北产。气味皆无。

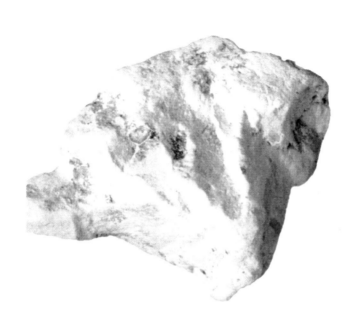

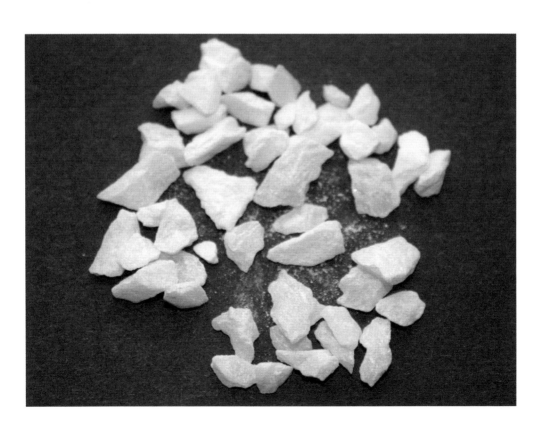

川 木 通

别名 油木通、淮木通、白木通。

来源 为毛茛科植物小木通 (*Clematis armandii* Franch.) 或绣球藤 (*Clematis montana* Buch.) 的干燥藤茎。

生境 生长于林边及半阴处。主产于四川、湖南、陕西、贵州、湖北等地。

采收 春、秋两季采收，除去粗皮，晒干，或趁鲜切薄片，晒干。

功用 苦，寒。归心、小肠、膀胱经。利尿通淋，清心除烦，通经下乳。用于淋证，水肿，心烦尿赤，口舌生疮，湿热痹痛，经闭乳少。

验方 ①小儿心热（小肠有火，便亦淋痛，面赤狂躁，口糜舌疮，咬牙口渴）：川木通、生地黄、甘草（生）各等份，上研为末，每次15克，入竹叶，水煎服。②尿血（热性病引起的）：川木通、生地黄、牛膝、黄柏、天冬、五味子、麦冬、甘草各适量，同煎服。

快认指南

　　小木通：①常绿攀缘性灌木，高达5米。茎红紫色或黄褐色，有条纹。②三出复叶对生；叶柄长3~7.5厘米；小叶片革质，卵状披针形或卵状长方形，长6~14厘米，宽3~7厘米，先端长尖，基部圆形或心形，全缘，主脉三出，侧脉网状，明显。③圆锥花序腋生、顶生，花序每节上有1对小苞片，基部围以长方形的鳞片；花直径约3厘米；花萼4，白色，花瓣状，长方形或倒卵状长方形，先端钝；花瓣缺如；雄蕊多数，长约5毫米；雌蕊多数，长约3毫米，子房及花柱均有向上的直生毛。④瘦果扁卵圆形，长3毫米，有羽状毛，宿存花柱长达5厘米。

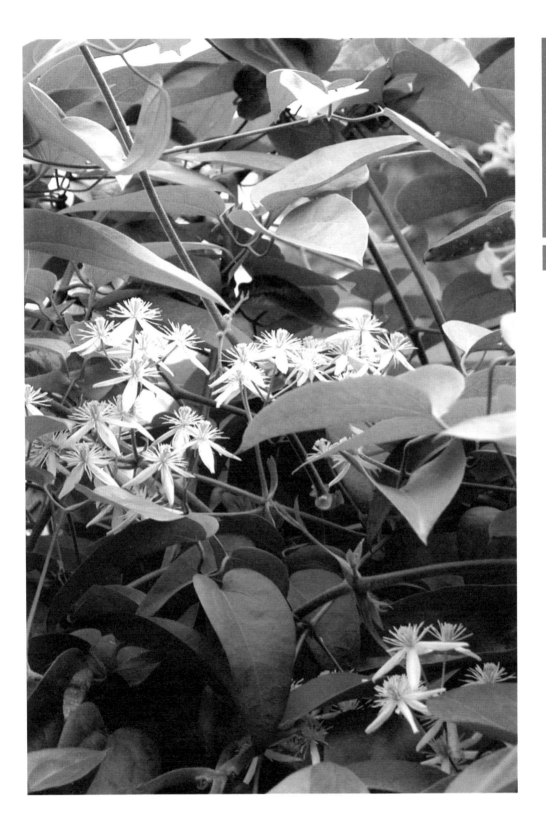

瞿 麦

别名 大兰、大菊、巨句麦、麦句姜、竹节草。

来源 为石竹科植物瞿麦 (*Dianthus superbus* L.) 或石竹 (*Dianthus chinensis* L.) 的干燥地上部分。

生境 生长于山坡、田野、林下。主产于河北、四川、重庆、湖北、湖南、浙江、江苏等地。

采收 夏、秋两季花果期采割，除去杂质，干燥。

功用 苦，寒。归心、小肠经。利尿通淋，破血通经。用于热淋，血淋，石淋，小便不通，淋沥涩痛，经闭瘀阻。

验方 ①尿血、尿急、尿痛（热性病引起的）：瞿麦、白茅根、小蓟各15克，赤芍、生地黄各12克，水煎服。②湿疹、阴痒：鲜瞿麦60克，捣汁外涂或煎汤外洗。③闭经、痛经：瞿麦、丹参各15克，赤芍、桃仁各8克，水煎服。④卵巢囊肿：瞿麦50克，加水1升，开锅后文火煎20分钟，取汁当茶饮，连续服用30～60日。

快认指南

瞿麦：①多年生草本，高30～50厘米。茎簇生，直立，基部稍呈匍匐状，上部分枝，圆柱形，下部节间较短，光滑，全体呈白绿色。②单叶对生，无柄，叶片宽披针形，长3～5厘米，宽3.5毫米，先端渐尖，基部狭窄成短鞘围抱节上，边缘有细齿或全缘。③花白色或红色，花单生或数朵簇生成聚伞花序，萼下有小苞片4～6，呈卵形，先端长尖，长约为萼管之半；萼管长2～2.5厘米；花瓣5，先端剪裂至中部以下成丝状，基部有长爪；雄蕊10；子房上位，1室，花柱2。④蒴果包于宿存的萼管内，先端4裂。⑤花期夏季。

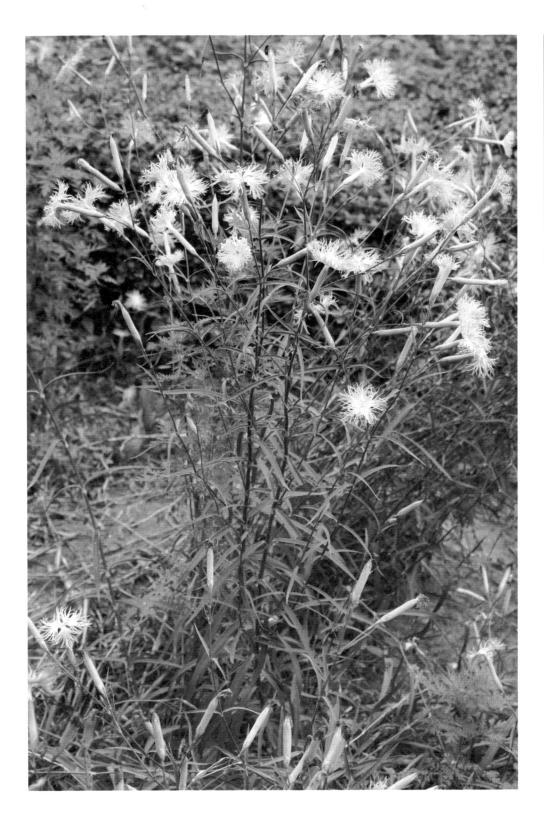

萹蓄

别名 萹竹、竹节草、地萹蓄、萹蓄蓼、大蓄片。

来源 为蓼科植物萹蓄（*Polygonum aviculare* L.）的干燥地上部分。

生境 生长于路旁、田野。全国各地均产。

采收 夏季叶茂盛时采收，除去根及杂质，晒干。

功用 苦，微寒。归膀胱经。利尿通淋，杀虫，止痒。用于热淋涩痛，小便短赤，虫积腹痛，皮肤湿疹，阴痒带下。

验方 ①牙痛：萹蓄50～100克，水煎2次，混合后分2次服用，每日1剂。②热淋涩痛：萹蓄煎汤频饮。③尿热尿黄：萹蓄适量，取汁顿服。④肛门湿痒或痔疮初起：萹蓄100～150克，煎汤，趁热先熏后洗。⑤湿性足癣：萹蓄、大黄各10克，蛇床子15克，水煎汤泡足，每日1次，另外加用癣药水外涂患部，早、晚各1次。⑥小便赤涩、血尿（热性病引起的）：萹蓄、瞿麦、车前子、栀子、滑石、甘草（炙）、木通、大黄各500克，研为散，每次6克，用灯心草煎水送服。

快认指南

①一年生或多年生草本，长10～50厘米，被有白色粉霜，茎平卧地上或斜上伸展，稀近直立，基部分枝，绿色，具明显沟纹，无毛，基部圆柱形，幼枝具棱角。②单叶互生，几无柄；叶片窄长椭圆形或披针形，长1～5厘米，宽0.5～1厘米，先端钝或急尖，基部楔形，全缘或波状，两面均无毛，侧脉明显，托叶鞘抱茎，膜质，具几条不明显的细脉，上部白色透明，先端开裂。③1～5朵小花簇生全株叶腋；花梗细长，顶端有关节；花被绿色，5深裂，裂片椭圆形，边缘白色或淡红色，结果后呈覆瓦状包被果实；雄蕊8，花丝短。④瘦果三角状卵形，棕黑色至黑色，具不明显细纹及小点，无光泽。⑤花期夏、秋两季。

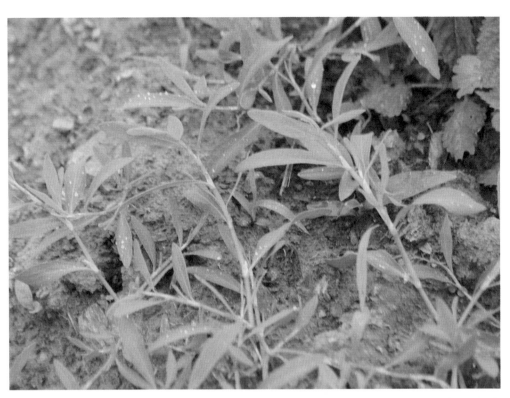

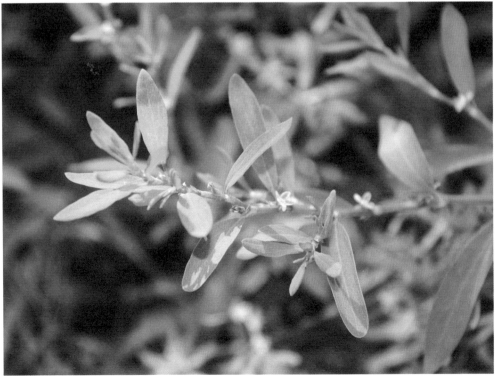

地肤子

别名 扫帚子、竹帚子、帚菜子、铁扫把子。

来源 为藜科植物地肤 [*Kochia scoparia* (L.) Schrad.] 的干燥成熟果实。

生境 生长于山野荒地、田野、路旁或庭园。主产于江苏、山东、河南、河北等地。

采收 秋季果实成熟时采收植株，晒干，打下果实，除去杂质。

功用 辛、苦，寒。归肾、膀胱经。清热利湿，祛风止痒。用于小便涩痛，阴痒带下，风疹，湿疹，皮肤瘙痒。

验方 ①孕期尿路感染：地肤子12克，水煎服。②疝气：地肤子炒香，研末，每次3克，酒送服。③风疹瘙痒：地肤子、荆芥各15克，蝉蜕6克，生地黄20克，水煎服。④急性乳腺炎：地肤子50克，红糖适量，将地肤子水煎后加入红糖，趁热服下，取微汗，每日1剂。

快认指南

①一年生草本，高达1米。茎直立，多分枝，秋季常变为红色，幼枝有白色短柔毛。②单叶互生，无柄；叶片窄披针形至线状披针形，长1～7厘米，宽0.5～1.2厘米，先端尖，基部渐窄，全缘，两面密被白色柔毛，基脉3条明显。③花两性或雌性，单生或2朵并生于叶腋；花被5裂，裂片卵状三角形，结果时自背部生出三角形横突起或翅；雄蕊5，伸出冠外。④胞果扁球形，包于宿存的花被内。种子横生，扁平。⑤花期秋季。

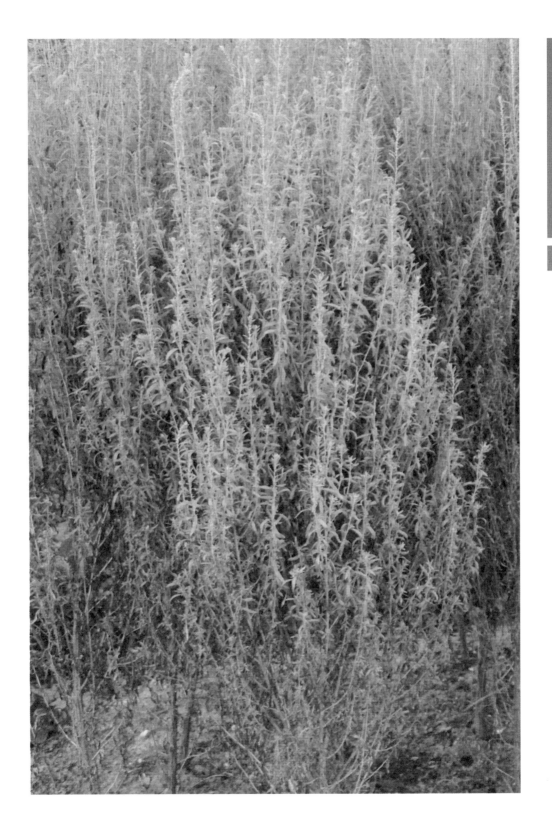

石韦

别名 石皮、石兰、石剑、七星剑、飞刀剑、金星草。

来源 为水龙骨科植物石韦 [*Pyrrosia lingua* (Thunb.) Farwell]、庐山石韦 [*Pyrrosia sheareri* (Bak.) Ching] 或有柄石韦 [*Pyrrosia petiolosa* (Christ) Ching] 的干燥叶。

生境 生长于山野的岩石上或树上。主产于我国长江以南各地。

采收 全年均可采收，除去根茎及根，晒干或阴干。

功用 甘、苦，微寒。归肺、膀胱经。利尿通淋，清肺止咳，凉血止血。用于热淋，血淋，石淋，小便不通，淋沥涩痛，吐血，衄血，尿血，崩漏，肺热喘咳。

验方 ①慢性支气管炎、支气管哮喘：石韦、鱼腥草各15克，黄芩、浙贝母各8克，水煎服。②急性膀胱炎、尿路感染：石韦30克，车前草20克，滑石18克，甘草3克，水煎服。③气热咳嗽：石韦、槟榔各等份，为末，每次10克，姜汤送下。④急性结石发作、绞痛：石韦、乌药各60克，白芍90克，甘草10克，水煎服。

快认指南

石韦：①多年生草本，高10～30厘米。根状茎细长如铁丝而横走，被有披针形的茶褐色鳞片，边缘有睫状毛。②叶近二型，疏生，相距1～2厘米；叶柄基部有关节，被星状毛；叶片披针形至卵圆状椭圆形，长8～20厘米，宽2～5厘米，先端渐尖，基部渐窄，中脉及侧脉明显，叶上面疏被星状毛或无毛，有小凹点，下面密被灰棕色星状毛。③孢子叶背面全部着生孢子囊群，无囊群盖。

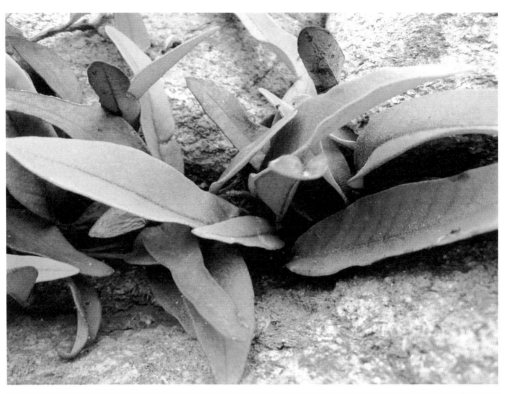

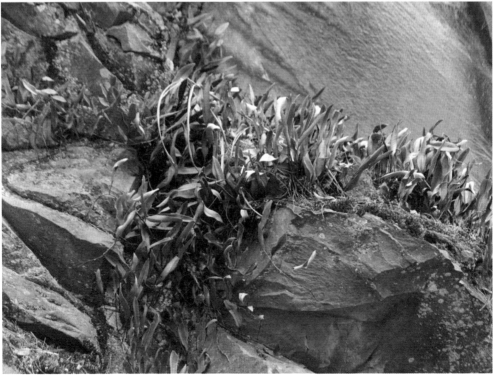

灯心草

别名 赤须、灯心、灯草、碧玉草、虎须草。

来源 为灯心草科植物灯心草 (*Juncus effusus* L.) 的干燥茎髓。

生境 生长于池旁、河边、稻田旁、水沟边、草地上或沼泽湿处。主产于江苏、湖南、四川、云南、贵州等地。

采收 夏末至秋季割取茎，晒干，取出茎髓，理直，扎成小把。

功用 甘、淡，微寒。归心、肺、小肠经。清心火，利小便。用于心烦失眠，尿少涩痛，口舌生疮。

验方 ①水肿：灯心草90克，水煎服。②膀胱炎、尿道炎、肾炎水肿：鲜灯心草30～60克，鲜车前草60克，海金沙、薏苡仁各30克，水煎服。③小儿心烦夜啼：灯心草15克，煎2次，分2次服用。④失眠：灯心草适量，煎水代茶喝。⑤急、慢性咽炎：灯心草、红花各适量烧灰，酒送服5克。⑥湿热黄疸：灯心草根200克，加酒、水各半，煮半日，露一夜，温服。⑦鼻血不止：灯心草50克，为末，加朱砂5克，每次10克，米汤送下。

快认指南

①多年生草本，高40厘米至1米。根状茎粗壮，横走，黑褐色。秆直立丛生，圆柱形，直径1.5～4毫米，有纵沟，淡绿色，内部充满白色的髓，髓心连续。②无叶，但下部有鳞片状鞘状叶数个，基部的叶鞘紫褐色或淡褐色，上部的绿色，有光泽，叶鞘先端常具芒尖。③花序假侧生，成丛或疏散为复聚伞花序；总苞圆柱状，直立，与秆贯连，长达5～20厘米。花小，淡绿色，花被片6，舟形，边缘膜质；雄蕊通常3个，稀为4或6，较花被短；雌蕊1，子房上位，心皮3，3室，柱头3裂。④蒴果三棱状倒锥形，淡黄褐色。⑤花期夏季。

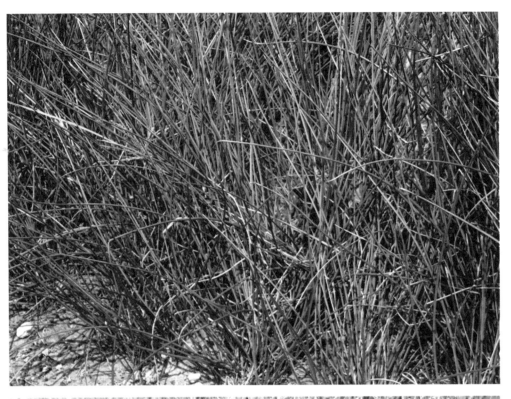

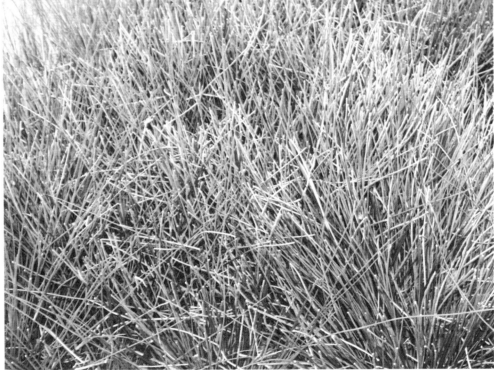

茵 陈

别名 臭蒿、绒蒿、茵陈蒿、婆婆蒿。

来源 为菊科植物茵陈蒿 (*Artemisia capillaris* Thunb.) 或滨蒿 (*Artemisia scoparia* Waldst. et Kit.) 的干燥地上部分。

生境 生长于路边或山坡。主产于陕西、山西、安徽等地。

采收 春季幼苗高6～10厘米时采收或秋季花蕾长成时采割，除去杂质及老茎，晒干。春季采收的习称"绵茵陈"，秋季采割的称"茵陈蒿"。

功用 苦、辛，微寒。归脾、胃、肝、胆经。清湿热，退黄利疸。用于黄疸尿少，湿疮瘙痒，湿温暑湿，黄疸型肝炎。

验方 ①口腔溃疡：茵陈30克，煎汤内服或漱口。②遍身风痒生疥疮：茵陈适量，煮浓汁洗患处。③肝炎阴黄：茵陈15克，生姜60克，大枣12克，水煎服。④黄疸：茵陈20克，郁金、佩兰各10克，板蓝根30克，水煎服。⑤黄疸胁痛：茵陈30克，大黄、栀子、厚朴各15克，川楝子10克，水煎服，每日1剂。

快认指南

茵陈蒿：①半灌木，高40～100厘米。茎直立，基部木质化，有纵条纹，紫色，多分枝，幼嫩枝被有灰白色细柔毛，老则脱落。②基生叶披散地上，有柄，较宽，二至三回羽状全裂，或掌状裂，小裂片线形或卵形，两面密被绢毛，下部叶花时凋落。茎生叶无柄，裂片细线形或毛管状，基部抱茎，叶脉宽，被淡褐色毛，枝端叶渐短小，常无毛。③头状花序球形，直径达2毫米，多数集成圆锥状；总苞片外层较小，内层中央绿色较厚，围以膜质较宽边缘；花淡绿色，外层雌花6～10，能育，柱头2裂叉状；中部两性花2～7，不育，柱头头状不分裂。④瘦果长圆形，无毛。⑤花期秋、冬两季。

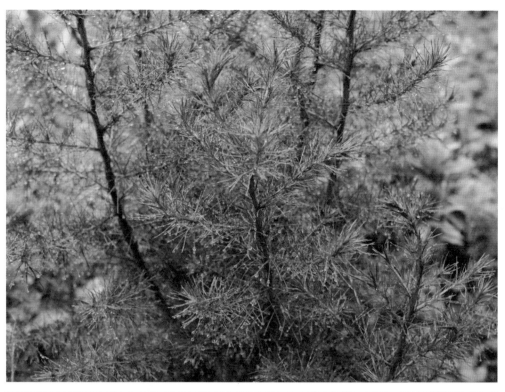

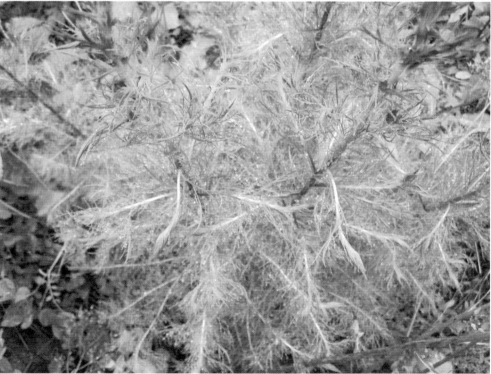

金钱草

别名 对座草、过路黄、对叶金钱草、大叶金钱草。

来源 为报春花科植物过路黄 (*Lysimachia christinae* Hance)的干燥全草。

生境 生长于山坡路旁、沟边以及林缘阴湿处。主产于四川、山西、陕西、云南、贵州等地。

采收 夏、秋两季采收，除去杂质，晒干。

功用 甘、咸，微寒。归肝、胆、肾、膀胱经。利湿退黄，利尿通淋，解毒消肿。用于湿热黄疸，胆胀胁痛，石淋，热淋，小便涩痛，痈肿疔疮，毒蛇咬伤，肝胆结石，尿路结石。

验方 ①小便不利：金钱草、车前草、龙须草各25克，水煎服。②热淋：金钱草30克，黄芩、车前草各15克，甘草5克，水煎服，每日3次。③胆结石：金钱草、茵陈、海金沙各30克，郁金15克，枳壳、木香各12克，大黄（后下）10～15克，栀子、芒硝各10克，水煎服。④泌尿系统结石：金钱草120克，水煎服。⑤湿疹、稻田性皮炎、瘙痒：金钱草60克，煎汤外洗。

快认指南

①多年生草本，无毛或微被毛；茎细长，绿色或带紫红色，匍匐地面生长。叶片、花萼、花冠及果实均具点状及条纹状的黑色腺体。②单叶对生，叶片心形或卵形，全缘，仅主脉明显。③花单生于叶腋，花梗长达叶端，萼片线状披针形，花冠长约萼片的两倍，黄色。④蒴果球形，种子边缘稍具膜翅。

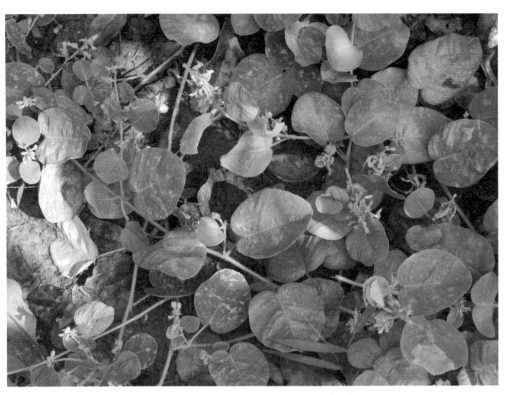

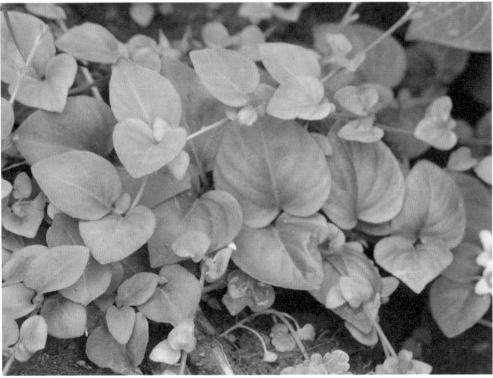

虎杖

别名 苦杖、斑杖、酸杖、蛇总管、阴阳莲、紫金龙。

来源 为蓼科植物虎杖 (*Polygonum cuspidatum* Sieb. et Zucc.) 的干燥根茎及根。

生境 生长于疏松肥沃的土壤，喜温和湿润气候，耐寒、耐涝。我国大部分地区均产。

采收 春、秋两季采挖，除去须根，洗净，趁鲜切短段或厚片，晒干。

功用 微苦，微寒。归肝、胆、肺经。利湿退黄，清热解毒，散瘀止痛，止咳化痰。用于湿热黄疸，淋浊，带下，风湿痹痛，经闭，症瘕，水火烫伤，跌打损伤，痈肿疮毒，咳嗽痰多。

验方 ①痈肿疮毒：虎杖、野菊花、千里光各15克，水煎服。②尿路感染：虎杖、萹蓄、车前草各15克，水煎服。③烧烫伤：虎杖粉1000克，浸入5000毫升75％的乙醇中1～2日，取浸液喷洒创面。

快认指南

①多年生高大粗壮草本，高1.5～3米。地下有木质化的根状茎，外皮黑棕色或棕黄色，折断面黄红色。茎直立，圆柱形，中空，有凸起的纵棱，无毛，散生红色或带紫色的斑点。②单叶互生，具短柄；叶片广卵形至近圆形，长5～10厘米，宽3.5～7厘米，先端短尖，基部圆形或宽楔形，全缘或有极细锯齿；托叶鞘膜质，早落。③绿白色或红色小花，雌雄异株，圆锥花序顶生或腋生；花梗细长，中部有关节，上端有翅；花被5深裂，裂片2轮，外轮3片在果时增大，背部有翅。④瘦果卵形，具3棱，红棕色或黑棕色，平滑光亮，全部包于扩大而呈翅状的花被内。⑤花期夏季。

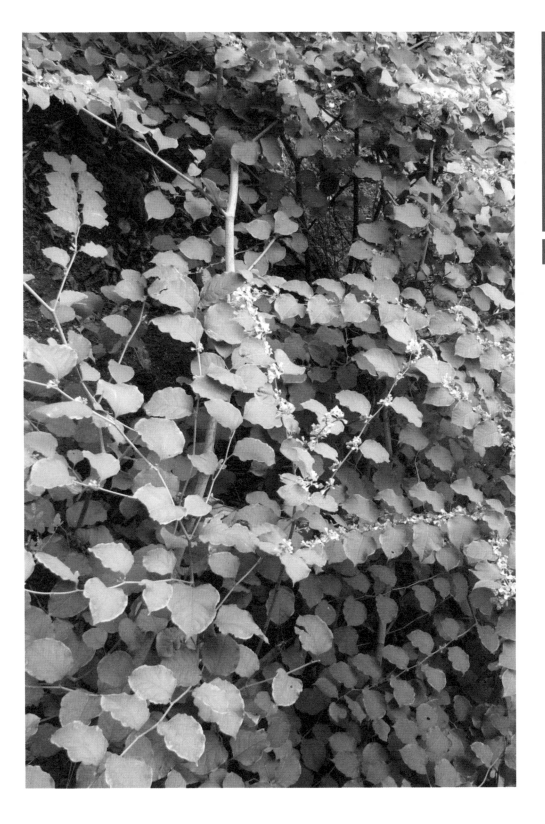

垂盆草

别名 狗牙齿、狗牙菜、半枝莲、三叶佛甲草。

来源 为景天科植物垂盆草 (*Sedum sarmentosum* Bunge) 的新鲜或干燥全草。

生境 生长于山坡岩石上或栽培。全国各地均有分布。

采收 夏、秋两季采收，除去杂质，鲜用或干燥。

功用 甘、淡，凉。归肝、胆、小肠经。利湿退黄，清热解毒。用于湿热黄疸，小便不利，痈肿疮疡，急、慢性肝炎。

验方 ①黄疸型肝炎：鲜垂盆草100克，煎2次去渣存汁，粳米100克，煮粥2餐分服。②肺脓肿：垂盆草30～60克，薏苡仁、冬瓜仁、鱼腥草各15克，水煎服。③脂血症：垂盆草300克，半边莲200克，燕麦500克，共研细末，加白糖500克共制成饼干，烘干装瓶，每餐50克。④尿血（非器质性疾病引起的）：垂盆草60克，白茅根30克，玄参15克，水煎服。⑤无名肿毒、创伤感染：鲜垂盆草、鲜青蒿、鲜大黄各等份，共捣烂敷患处。

快认指南

①多年生肉质草本，高9～18厘米，茎平卧或上部直立，接近地面部分的节上易生不定根，光滑无毛。②3叶轮生，无柄，叶片倒披针形至长圆形，长1.5～2.5厘米，宽0.3～0.5厘米，先端近急尖，基部有距，全缘。③聚伞花序顶生，直径5～6厘米，有3～5个分枝；花少数，无梗；萼片5，披针形至矩圆形，长3.5～5毫米，基部无距，顶部稍钝；花瓣5，披针形至矩圆形，长5～8厘米，顶端有长的短尖；雄蕊较花瓣短；鳞片小，楔状四方形；心皮5，略分叉，长5～6毫米。④菁葖果。⑤花期夏季。

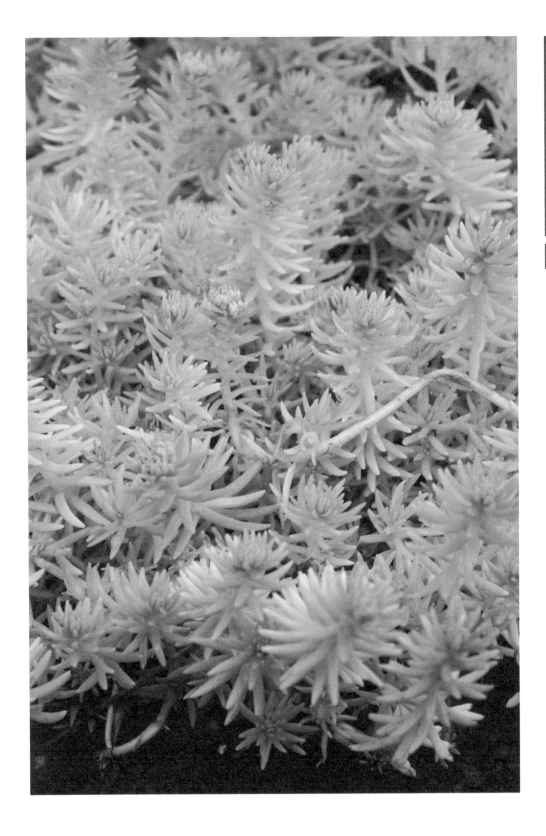

鸡骨草

别名 大黄草、黄食草、细叶龙鳞草、红母鸡草。

来源 为豆科植物广州相思子 (*Abrus cantoniensis* Hance) 的干燥全株。

生境 生长于丘陵地或山间、路旁灌丛中，常栽培于村边。主产于广西、广东等地。

采收 全年均可采挖，除去泥沙，干燥。

功用 甘、微苦，凉。归肝、胃经。利湿退黄，清热解毒，疏肝止痛。用于湿热黄疸，胁肋不舒，胃脘胀痛，急、慢性肝炎，乳腺炎。

验方 ①外感风热：鸡骨草60克，水煎服，每日2次。②丹毒：鸡骨草10克，白芍12克，牡丹皮9克，银柴胡、地骨皮各6克，水煎服。③小儿疳积：鸡骨草10克，独脚金6克，配猪肝少许煎服。④湿热黄疸：鸡骨草60克，水煎服，每日2次。⑤肝硬化腹水、胃痛、风湿骨痛：鸡骨草30～60克，水煎服。

快认指南

①木质藤本，长达1米，常披散地上或缠绕在其他植物上。主根粗壮，长达60厘米。茎细，深红紫色，幼嫩部分密被黄褐色毛。②偶数羽状复叶，小叶7～12对，倒卵状矩圆形或矩田形，长5～12毫米，宽3～5毫米，膜质，几无柄，先端截形而有小锐尖，基部浅心形，上面疏生粗毛，下面被紧贴的粗毛，叶脉向两面凸起；托叶成对着生，线状披针形；小托叶呈锥尖状。③总状花序腋生，花长约6毫米；萼钟状；花冠突出，淡紫红色；雄蕊9，合生成管状，与旗瓣贴连，上部分离；子房近于无柄，花柱短。④荚果矩圆形，扁平，疏生淡黄色毛，先端有尾状凸尖。种子4～5，矩圆形，扁平，光滑，成熟时黑褐色或淡黄色，有明显的种阜。⑤花期春、夏两季。

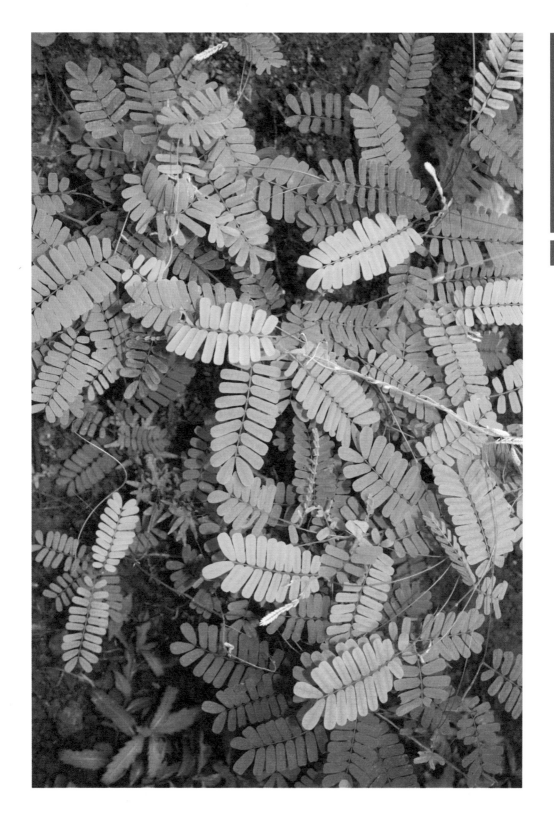

干姜

别名　白姜、均姜、干生姜。

来源　为姜科植物姜 (*Zingiber officinale* Rosc.) 的干燥根茎。

生境　生长于阳光充足、排水良好的沙质地。我国大部分地区有栽培。主产于四川、贵州。

采收　冬季采挖，除去须根及泥沙，晒干或低温干燥。趁鲜切片晒干或低温干燥者称为"干姜片"。

功用　辛，热。归脾、胃、肾、心、肺经。温中散寒，回阳通脉，温肺化饮。用于脘腹冷痛，呕吐泄泻，肢冷脉微，寒饮喘咳。

验方　①中寒水泻：干姜（炮）研末，饮服10克。②崩漏、月经过多：干姜（炮）10克，艾叶15克，红糖适量，水煎服。③脾寒疟疾：干姜、高良姜等量，研末，每次6克，水冲服。④赤痢：干姜烧黑存性，候冷为末，每次3克，用米汤送饮。

快认指南

①多年生草本，高50～80厘米。根茎肥厚，断面黄白色，有浓厚的辛辣气味。②叶互生，排成2列，无柄，几抱茎；叶舌长2～4毫米；叶片披针形至线状披针形，长15～30厘米，宽1.5～2.2厘米，先端渐尖，基部狭，叶革鞘状抱茎，无毛。③花葶自根茎中抽出，长15～25厘米；穗状花序椭圆形，长4～5厘米；苞片卵形，长约2.5厘米，淡绿色，边缘淡黄色，先端有小尖头；花萼管长约1厘米，具3短尖齿；花冠黄绿色，花冠管长2～2.5厘米，裂片3，披针形，长不及2厘米，唇瓣的中间裂片长圆状倒卵形，较花冠裂片短，有紫色条纹和淡黄色斑点，两侧裂片卵形，黄绿色，具紫色边缘；雄蕊1，暗紫色，花药长约9毫米，花药隔附属体包裹住花柱；子房3室，无毛，花柱1，柱头近球形。④蒴果。种子多数，黑色。⑤花期8月。

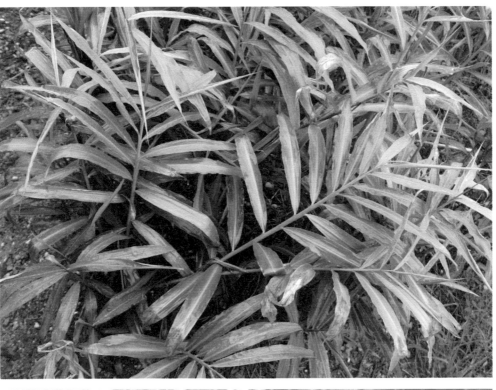

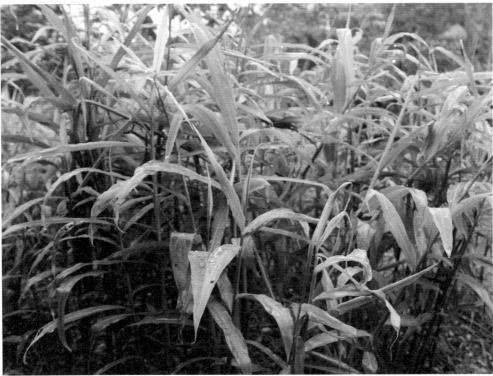

肉桂

别名 玉桂、牡桂、菌桂、筒桂、大桂、辣桂。

来源 为樟科植物肉桂 (*Cinnamomum cassia* Presl) 的干燥树皮。

生境 多为栽培。主产于云南、广西、广东、福建等地。

采收 多于秋季剥取，阴干。

功用 辛、甘，大热。归肾、脾、心、肝经。补火助阳，引火归元，散寒止痛，温通经脉。用于阳痿宫冷，腰膝冷痛，肾虚作喘，虚阳上浮，眩晕目赤，心腹冷痛，虚寒吐泻，寒疝腹痛，经闭，痛经。

验方 ①面赤口烂、腰痛足冷：肉桂、细辛各3克，玄参、熟地黄、知母各15克，水煎服。②腹寒腹痛：肉桂、丁香、吴茱萸等量，研细末，水调饼，贴于脐部。③腰痛：肉桂5克，杜仲15克，牛膝12克，水煎服。④胸痛、跌打损伤：肉桂、三七各5克，研末以酒冲服。⑤冻疮：肉桂、干姜、辣椒各适量，浸茶油，外涂。

快认指南

①常绿乔木，高10～15米。树皮外表面灰棕色，有细皱纹及小裂纹，皮孔椭圆形，偶有凸起横纹及灰色地衣的花斑，内皮红棕色，芳香而味甜辛，幼枝有不规则的四棱，幼枝、花序、叶柄被褐色茸毛。②叶互生或近对生，革质，叶柄稍膨大；叶片长椭圆形或披针形，长8～20厘米，宽4～5.5厘米，全缘，具离基三出脉，上面绿色，有光泽，下面淡绿色，微被柔毛。③于枝顶或叶腋开黄绿色小花，聚成圆锥花序；花被片6，雄蕊9，退化雄蕊3，心形。④果实椭圆形，豌豆大，熟时暗紫色，基部有浅杯状的增大宿存花被，边缘平截或稀齿状。⑤花期5～7月，果期至次年2～3月。

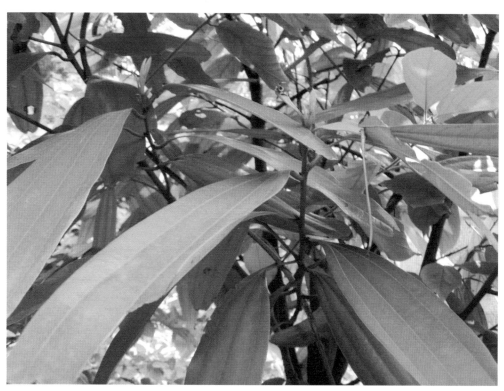

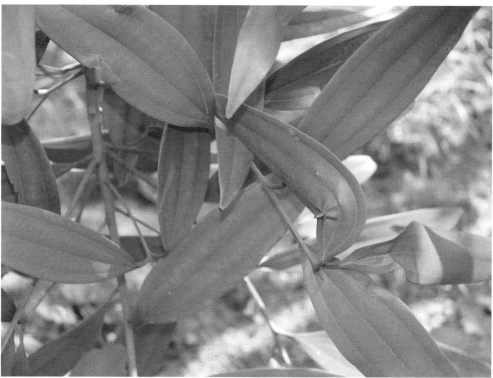

吴茱萸

别名 茶辣、曲药子、食茱萸、伏辣子、臭泡子。

来源 为芸香科植物吴茱萸 [*Evodia rutaecarpa* (Juss.) Benth.]、石虎 [*Euodia rutaecarpa* (Juss.) Benth. var. officinalis (Dode) Huang] 或疏毛吴茱萸 [*Euodia rutaecarpa* (Juss.) Benth. var. *bodinieri* (Dode) Huang] 的干燥近成熟果实。

生境 生长于温暖地带路旁、山地或疏林下。主产于我国长江流域以南各地。多为栽培。

采收 8～11月果实尚未开裂时，剪下果枝，晒干或低温干燥，除去枝、叶、果梗等杂质。

功用 辛、苦，热；有小毒。归肝、脾、胃、肾经。散寒止痛，降逆止呕，助阳止泻。用于厥阴头痛，寒疝腹痛，寒湿脚气，经行腹痛，脘腹胀痛，呕吐吞酸，五更泄泻；外治口疮，高血压。

验方 ①呕吐、吞酸：吴茱萸6克，黄连2克，水煎，少量频服。②头痛（下午及夜间剧烈）：吴茱萸16克，生姜31克，将吴茱萸研末，生姜捣烂，共炒热，喷一口白酒在药上，包于足心涌泉穴处。

快认指南

　　吴茱萸：①落叶灌木或小乔木，高3～10米，树皮暗红色，有光泽；小枝紫褐色，初被毛，后渐脱落，具白色椭圆形皮孔。②奇数羽状复叶对生，小叶5～9，对生，椭圆形或卵圆形，顶端短尖或渐尖，基部楔形或宽楔形，全缘或有不明显的钝锯齿。③花单性，雌雄异株，多数小花密集成聚伞圆锥花序，顶生，花轴粗壮。④蓇葖果扁球形，两端较窄而钝，紫红色，表面有粗大腺点。种子1粒，卵圆形，黑色，有光泽。⑤花期夏、秋两季。

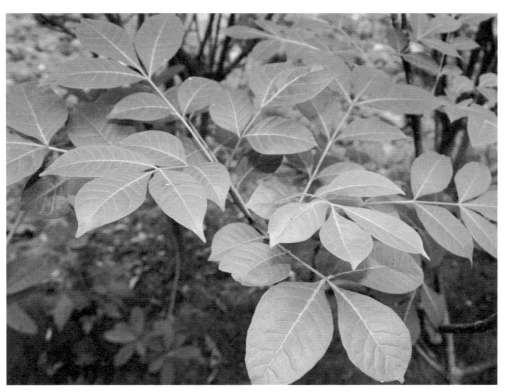

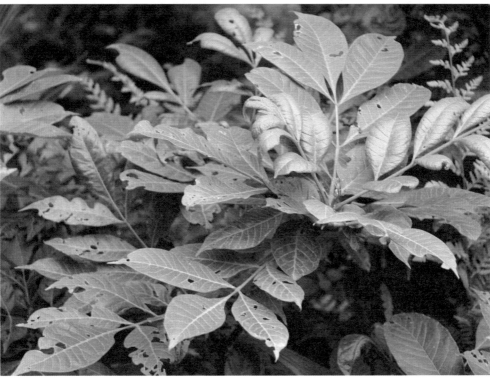

小茴香

别名　谷茴香、土茴香、野茴香、茴香子。

来源　为伞形科植物茴香（*Foeniculum vulgare* Mill.）的干燥成熟果实。

生境　各地有栽培。主产于山西、内蒙古、甘肃、辽宁等地。

采收　秋季果实初熟时采割植株，晒干，打下果实，除去杂质。

功用　辛，温。归肝、肾、脾、胃经。散寒止痛，理气和胃。用于寒疝腹痛，睾丸偏坠，痛经，睾丸鞘膜积液。

验方　①疝气、小腹冷痛、胀满：小茴香、胡椒各15克，酒糊为丸，每次3克，温酒送下。②肝胃气滞、脘腹胁下胀痛：小茴香30克，枳壳15克，微炒研末，每次6克，温开水送下。③痛经：小茴香、当归、川芎、香附各10克，淡吴茱萸3克，姜半夏、炒白芍各12克，党参、延胡索各15克，炙甘草8克，加水煎成400毫升，温服，每日2次。④睾丸鞘膜积液：小茴香15～18克，川楝子（炒香）15克，橘核12～15克，猪苓18克，台乌药、海藻（另包，用水洗去盐分）各12克，青皮、赤芍各10克，蜜枣4枚，加水煎成400毫升，每日2次。

快认指南

　　①多年生草本，全株表面有粉霜，具强烈香气。茎直立，上部分枝。②基生叶丛生，有长柄，茎生叶互生，叶柄基部扩大成鞘状，抱茎，三至四回羽状复叶，最终小叶片线形。③金黄色小花，为顶生和侧生的复伞形花序，无总苞和小总苞；伞幅5～25，长2～7厘米；花梗5～30，长4～10毫米；花两性，萼齿缺，花瓣5，上部向内卷曲，微凹；雄蕊5；子房下位，2室。④双悬果卵状长圆形，长4～8毫米，分果常稍弯曲，具5棱，具特异芳香气。⑤花期夏季。

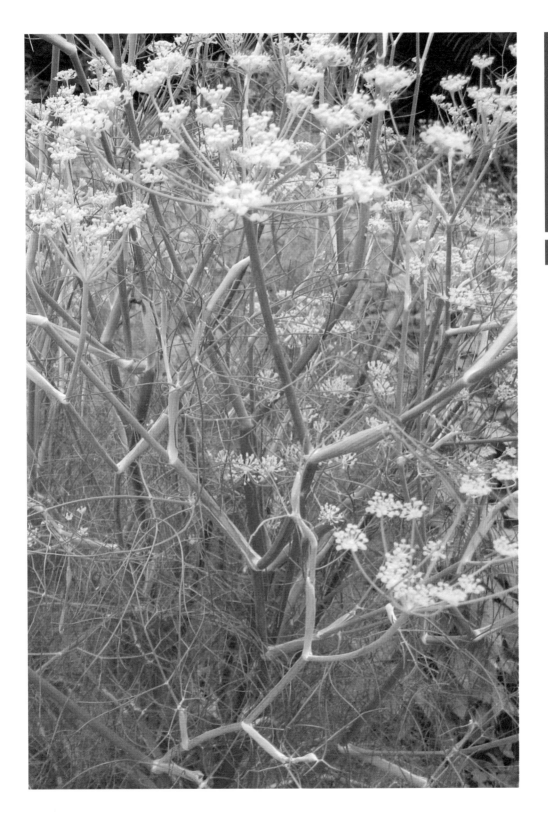

八角茴香

别名 八角、大茴香、八月珠、五香八角。

来源 为木兰科植物八角茴香 (*Illicium verum* Hook. f.) 的干燥成熟果实。

生境 生长于阴湿、土壤疏松的山地。主产于广东、广西等地。

采收 秋、冬两季果实由绿变黄时采摘，置于沸水中略烫后干燥或直接干燥。

功用 辛，温。归肝、肾、脾、胃经。温阳散寒，理气止痛。用于寒疝腹痛，肾虚腰痛，胃寒呕吐，脘腹冷痛。

验方 ①腰重刺胀：八角茴香10克，炒后研为末，饭前以酒调服。②小肠气坠：八角茴香50克，花椒25克，炒后研为末，每次5克，酒下。③大小便闭、鼓胀气促：八角茴香7个，大麻仁25克，为末，生葱白7根，同研煎汤，调五苓散末服之，每日1剂。④风火牙痛：八角茴香适量，烧灰，乌头10克，熬水一茶杯送下。

快认指南

①常绿乔木，高达20米。树皮灰色至红褐色。②叶互生或螺旋状排列，革质，椭圆形或椭圆状披针形，长6～12厘米，宽2～5厘米，上面深绿色，光亮无毛，有透明油点，下面淡绿色，被疏毛。③花单生于叶腋，有花梗；萼片3，黄绿色；花瓣6～9，淡红色至深红色；雄蕊15～19；心皮8～9；胚珠倒生。聚合果星芒状。④花期春、秋两季，果期秋季至翌年春季。

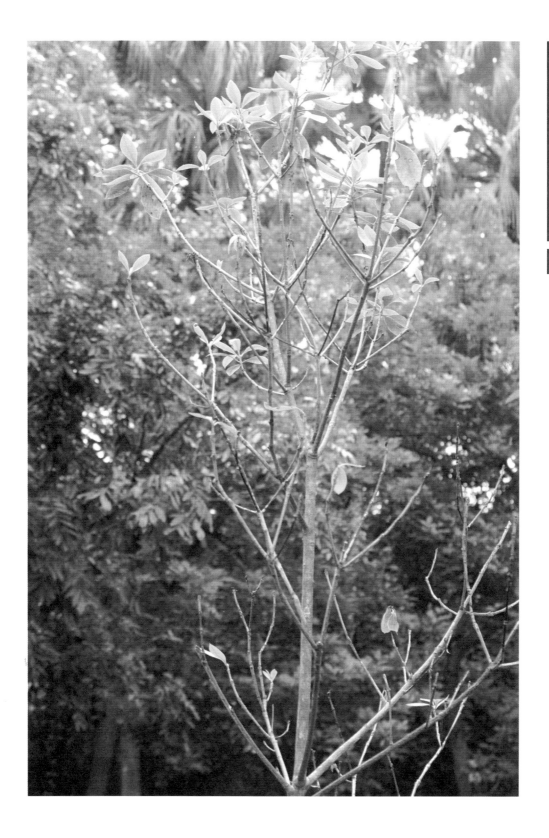

丁 香

别名 丁子香、公丁香、支解香、雄丁香。

来源 为桃金娘科植物丁香 (*Eugenia caryophyllata* Thunb.) 的干燥花蕾。

生境 生长于路边、草坪或向阳坡地，或与其他花木搭配栽植在林缘。主产于坦桑尼亚、马来西亚、印度尼西亚等地，我国海南省也有栽培。

采收 当花蕾由绿色转红时采摘，晒干。

功用 辛，温。归脾、胃、肺、肾经。温中降逆，补肾助阳。用于脾胃虚寒，呃逆呕吐，食少吐泻，心腹冷痛，肾虚阳痿。

验方 ①胃寒呕吐：丁香、陈皮各5克，水煎热服。②牙痛：丁香10粒研末，牙痛时将药末纳入牙缝中，严重者连续用2～3次。③呃逆膈气、反胃吐食：丁香、砂仁、胡椒、红豆各21粒，研末，姜汁糊丸，每次1丸，以大枣去核填药，面裹煨熟，去面服，每日3次。④脚臭：丁香、黄柏、木香各15克，麻黄根30克，水煎，每日用之洗脚3～4次。

快认指南

①常绿乔木，高达10米。②叶对生，叶柄细长，向上渐短，叶片长方倒卵形或椭圆形，长5～10厘米，宽2.5～5厘米，先端渐尖，基部渐窄下延至柄，全缘。③花有浓香，聚伞圆锥花序顶生，直径约6毫米；花萼肥厚，绿色后转紫红色，管状，先端4浅裂，裂片三角形，肥厚；花冠白色稍带淡紫色，基部管状，较萼稍长，先端具4裂片；雄蕊多数；子房下位，顶端有粗厚花柱，柱头不明显。④浆果红棕色，稍有光泽，长方椭圆形，长1～1.6（～2.5）厘米，直径5～8毫米，先端有肥厚宿存花萼裂片，有香气。种子数粒，长方形。⑤花期秋季。

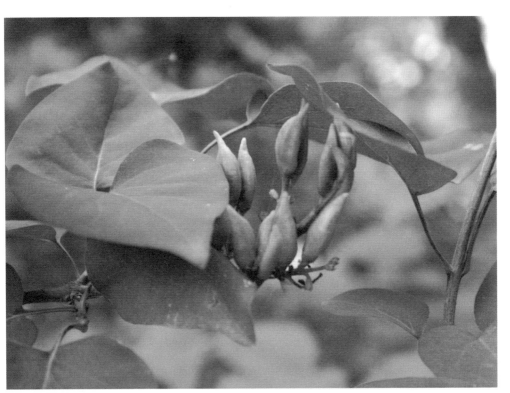

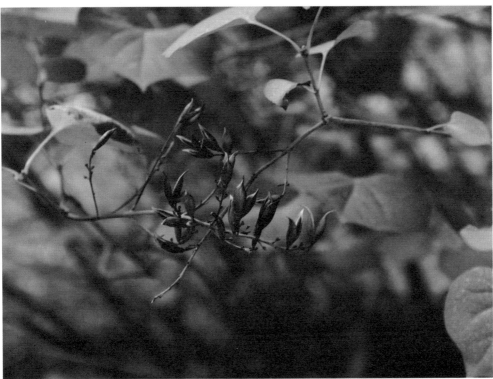

高良姜

别名 良姜、小良姜、海良姜、膏良姜。

来源 为姜科植物高良姜 (*Alpinia officinarum* Hance) 的干燥根茎。

生境 生长于山坡、旷野的草地或灌木丛中。主产于广东、海南、广西、云南等地。

采收 夏末秋初采挖，除去须根及残留的鳞片，洗净，切段，晒干。

功用 辛，热。归脾、胃经。温胃散寒，消食止痛。用于脘腹冷痛，胃寒呕吐，嗳气吞酸。

验方 ①霍乱吐泻：高良姜（炙令焦香）250克，加酒1升，煮三四沸，一次服完。②养脾温胃、去冷消痰、宽胸下气：高良姜、干姜各等份，炮过，研细末，加面糊做成丸子，如梧桐子大。每次15丸，饭后服，橘皮汤送下。孕妇忌服。③牙痛：高良姜9克，荜茇10克，细辛4克，冰片3克，共研细末，过筛装瓶备用，牙痛时取药粉少许，塞入鼻孔内用力吸入。

快认指南

①多年生草本，高30～80厘米。地下根状茎横走，圆柱形，直径1～1.5厘米，棕红色或紫红色，多节，节处有环形鳞片，节上生根，芳香。茎丛生，直立。②叶二列；无叶柄；叶片窄条状披针形，长15～30厘米，宽1～3厘米，先端渐尖或尾状，基部渐尖，全缘或具微疏钝齿，两面光滑无毛；叶鞘抱茎；叶舌膜质，长可达3厘米，呈棕色。③圆锥花序顶生，直立，花极密集；花序轴红棕色，被短毛，花梗极短；有膜质棕色的小花苞；花淡红色。④蒴果肉质，不裂，球形，直径约1.2厘米，有短毛，熟时橘红色。⑤花期4～10月。

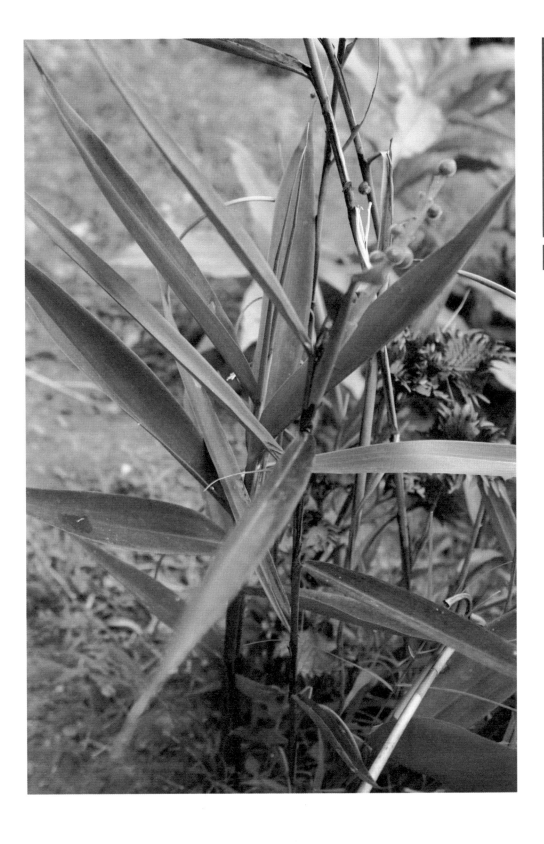

花椒

别名　大椒、川椒、秦椒、巴椒、蜀椒。

来源　为芸香科植物花椒 (*Zanthoxylum bungeanum* Maxim.) 或青椒 (*Zanthoxylum schinifolium* Sieb. et Zucc.) 的干燥成熟果实。

生境　生长于温暖湿润、土层深厚肥沃的壤土、沙壤土中。主产于四川、陕西及河北等地。

采收　秋季采收成熟果实，晒干，除去种子及杂质。

功用　辛，温。归脾、胃、肾经。温中止痛，杀虫止痒。用于脘腹冷痛，呕吐泄泻，虫积腹痛，蛔虫病；外治湿疹，阴痒。

验方　①寒凝气滞之痛经：花椒10克，胡椒3克，两味共研细粉，用白酒调成糊状，敷于脐眼，外用伤湿止痛膏封闭，每日1次。②蛀牙疼痛：花椒9克，烧酒30克，浸泡10日，过滤去渣，用棉球蘸药酒，塞蛀孔内。③痔疮：花椒1把，装入小布袋中，扎口，用开水沏于盆中，先用热气熏洗患处，待水温降到不烫，再行坐浴，全过程约20分钟，每天早、晚各1次。

快认指南

花椒：①灌木或小乔木，高1～3米。树皮暗灰色。枝暗紫色。疏生平直而尖锐的皮刺。②奇数羽状复叶互生，叶轴具窄翼，具稀疏而略向上的小皮刺；小叶5～11，对生，小叶片长2～5厘米，宽1.5～3厘米，下面主脉基部具柔毛一丛。③伞房状圆锥花序顶生或顶生于侧枝上；花被片4～8，三角状披针形，大小相等或略不相等，排成一轮。④果实红色至紫红色，密生疣状突起的腺点。种子1，黑色，有光泽。⑤花期3～5月，果期7～10月。

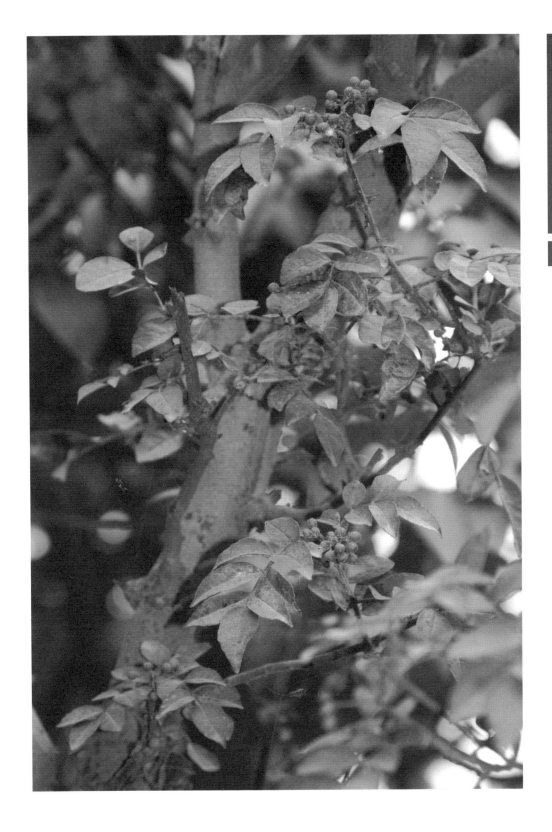

荜茇

别名 椹圣、鼠尾、荜拨、蛤蒌、荜拨梨。

来源 为胡椒科植物荜茇 (*Piper longum* L.) 的干燥近成熟或成熟果穗。

生境 进口荜茇主产于印度尼西亚、菲律宾、越南等国。我国云南、海南等地也有分布。

采收 果穗由绿变黑时采收，除去杂质，晒干。

功用 辛，热。归胃、大肠经。温中散寒，下气止痛。用于脘腹冷痛，呕吐，泄泻，寒凝气滞，胸痹心痛，头痛；外治牙痛。

验方 ①牙痛：荜茇、白芷、甘松各10克，生草乌4克，细辛5克，冰片3克，鹅不食草6克，共研细末，装瓶备用，每次0.3克，抹齿周围。②妇人血气不和、疼痛不止及下血无时，月经不调：荜茇（盐炒）、蒲黄（炒）各等份，共为末，炼蜜为丸，如梧桐子大，每次30丸，空腹温酒吞下，如不能饮，米汤下。

快认指南

①多年生攀缘藤本。茎下部匍匐，枝有粗纵棱，幼时密被粉状短柔毛。②单叶互生，下部叶柄最长，顶端近无柄，密被毛；叶片卵圆形或卵状长圆形，基部心形，全缘，两面脉上被短柔毛，下面密而显著。③花单性异株，穗状花序与叶对生，无花被；雄花序长约5厘米，直径3毫米，花小，苞片1，雄蕊2；雌花序长约2厘米，于果期延长，子房上位，下部与花序轴合生，无花柱，柱头3。④果穗圆柱状，果穗表面黄褐色至深褐色，具多数紧密交错排列聚集的细小浆果。浆果卵形，基部嵌于花序轴并与之结合，顶端有脐状突起。

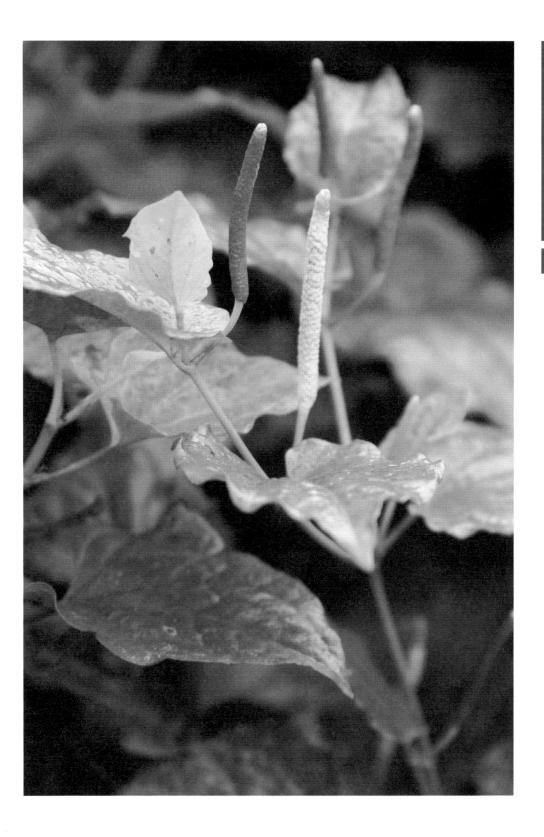

荜澄茄

别名 毕茄、澄茄、山苍子、毕澄茄、毗陵茄子。

来源 为樟科植物山鸡椒 [*Litsea cubeba* (Lour.) Pers.] 的干燥成熟果实。

生境 生长于向阳丘陵和山地的灌木丛或疏林中。主产于广西、浙江、四川、广东、云南等地。多为野生。

采收 秋季果实成熟时采收，除去杂质，晒干。

功用 辛，温。归脾、胃、肾、膀胱经。温中散寒，行气止痛。用于胃寒呕逆，寒疝腹痛，寒湿郁滞，小便浑浊。

验方 ①噎食不纳：荜澄茄、白豆蔻各等份，为末，干食。②脾胃虚弱、胸膈不快、不进饮食：荜澄茄适量，为细末，姜汁打神曲末煮糊为丸，如梧桐子大。每次70丸，食后淡姜汤下。③支气管哮喘：荜澄茄、胡颓子叶、地黄根（野生地黄）各25克，水煎服。④中焦痞塞、气逆上攻、心腹绞痛：荜澄茄、阿魏（醋、面裹煨熟）各25克，高良姜100克，神曲（炒）、青皮（去白）、肉桂（去皮）各50克，研为末，醋、面糊为丸，如梧桐子大。每次20丸，生姜汤下，不拘时。

快认指南

①落叶灌木或小乔木，高约5米，除嫩枝、嫩叶有绢毛外，其他部分无毛。枝叶芳香。②叶互生，纸质，披针形或长椭圆状披针形，长5～11厘米，宽1.5～3厘米，先端渐尖，基部楔形，上面绿色，下面粉绿色；叶柄纤细，长10～20毫米。③花先叶开放或同时开放，单性，雌雄异株；伞形花序单生或束生，总苞片4，黄白色，有缘毛；每一花序有花4～6朵；雄花直径约3毫米，花被裂片6，倒卵形，雄蕊9，排列成三轮，中央有小椭圆形的退化雌蕊；雌花直径约2毫米，子房卵形，花柱短，柱头头状。④浆果状核果，球形，直径4～6毫米，黑色。种子有脊棱。⑤花期2～3月，果期7～8月。

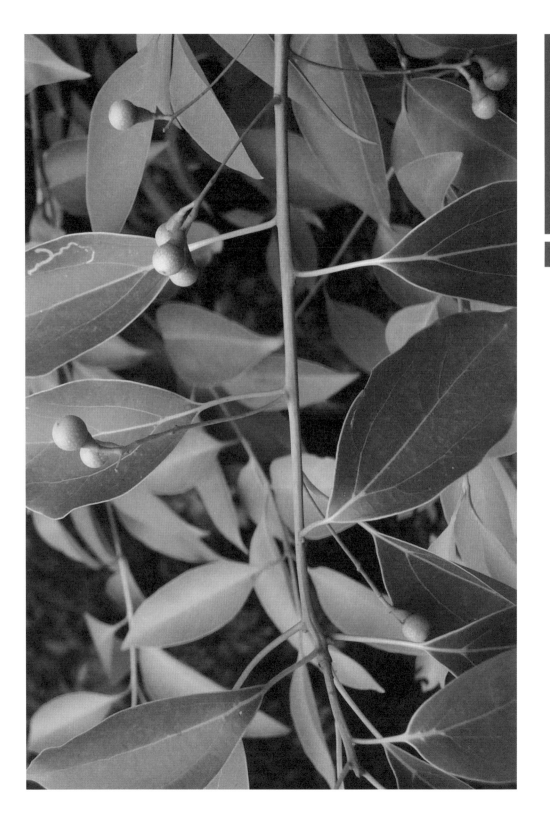

陈 皮

别名 红皮、橘皮、橘子皮、广橘皮。

来源 为芸香科植物橘 (*Citrus reticulata* Blanco) 及其栽培变种的干燥成熟果皮。

生境 生长于丘陵、低山地带、江河湖泊沿岸或平原。全国各产橘区均产。

采收 采摘成熟果实，剥取果皮，晒干或低温干燥。

功用 苦、辛，温。归肺、脾经。理气健脾，燥湿化痰。用于脘腹胀满，食少吐泻，咳嗽痰多。

验方 ①霍乱呕吐：陈皮15克，广藿香10克。因寒者，配干姜、砂仁各5克；因热者，配黄连、滑石、黄芩各5克。水煎服。②萎缩性胃炎：陈皮30克，炒小茴香12克，干姜3克，早、晚水煎服，每日2剂。③风寒感冒：陈皮15～20克，生姜数片，葱头适量，煎水，加少许白糖，早上空腹服用。④急性乳腺炎肝郁证：陈皮、青皮、麦芽各12克，蒲公英60克，乳香、没药各9克，水煎服。

快认指南

橘：①常绿小乔木，高约3米。小枝柔弱，通常有刺。②叶互生，叶柄细长，翅不明显，叶革质，披针形或卵状披针形，长5.5～8厘米，宽2.5～4厘米，先端渐尖，基部楔形，全缘或有钝齿，上面深绿色，下面淡绿色，中脉稍突起。③春季开黄白色花，单生或簇生于叶腋，芳香。萼片5，花瓣5，雄蕊18～24，花丝常3～5枚合生，子房9～15室。④柑果扁圆形或圆形，直径5～7厘米，橙黄色或淡红色，果皮疏松，肉瓣极易分离。种子卵形，黄白色，先端有短嘴状突起。

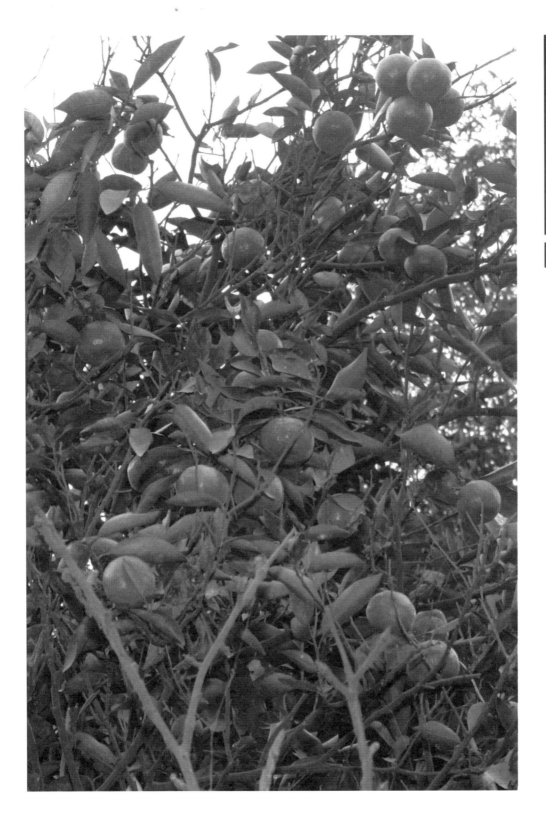

化橘红

别名　化皮、柚皮、橘红、化州橘红。

来源　为芸香科植物化州柚 (*Citrus grandis* 'Tomentosa')或柚 [*Citrus grandis* (L.) Osbeck] 的未成熟或近成熟的干燥外层果皮。

生境　生长于丘陵地带。主产于广东、广西、四川、重庆、湖南、湖北、浙江等地。

采收　夏季果实未成熟时采收，置于沸水中略烫后，将果皮割成5或7瓣，除去果瓤及部分中果皮，压制成形，干燥。

功用　辛、苦，温。归肺、脾经。理气宽中，燥湿化痰。用于咳嗽痰多，食积伤酒，呕恶痞闷。

验方　①风寒咳嗽：化橘红60克，生姜30克，蜂蜜250克，先将化橘红、生姜用水煎煮，15分钟后取煎汁1次，加水再煎，共取煎汁3次，合并煎汁，以小火煎熬浓缩，至黏稠时，兑入蜂蜜，至沸停火，装瓶备用，每日3次，每次3汤匙。②痰喘：化橘红、半夏各15克，川贝母9克，共研细末，每次6克，温开水送下。

快认指南

　　柚：①常绿乔木，高5～10米。小枝扁，幼枝、新叶被短柔毛。②单生复叶互生，长椭圆形、卵状椭圆形或阔卵形，长6.5～16.5厘米，宽4.5～8厘米，边缘浅波状，叶翅倒心形。③花单生或为总状花序，腋生；花瓣白色；雄蕊25～45；子房长圆形。④柑果梨形、倒卵形或圆形，直径10～15厘米，柠檬黄色，油室大，瓤囊10～18瓣。⑤花期4～5月，果期9～11月。

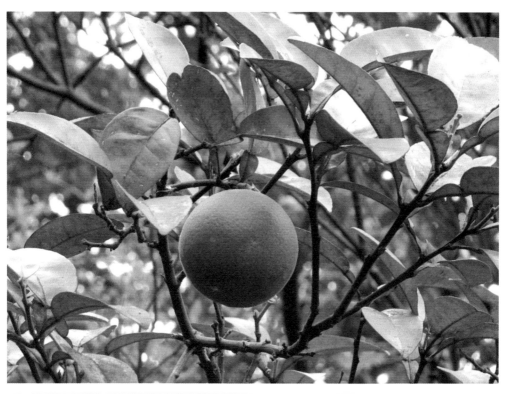

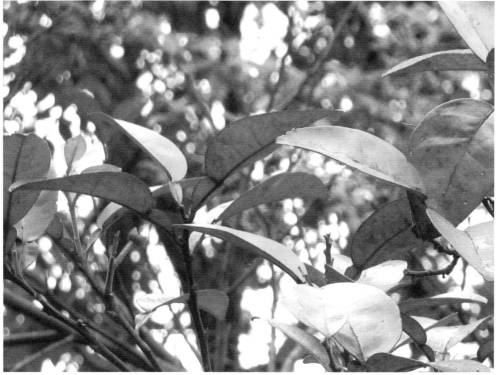

枳实

别名 臭橙、香橙、枸头橙。

来源 为芸香科植物酸橙 (*Citrus aurantium* L.) 及其栽培变种或甜橙 (*Citrus sinensis* Osbeck) 的干燥幼果。

生境 生长于丘陵、低山地带和江河湖泊的沿岸。主产于江苏、江西、福建、四川等地。

采收 5～6月收集自落的果实，除去杂质，自中部横切为两半，晒干或低温干燥，较小者直接晒干或低温干燥。

功用 苦、辛、酸，微寒。归脾、胃经。破气消积，化痰散痞。用于积滞内停，痞满胀痛，泻痢后重，大便不通，痰滞气阻，胸痹，结胸，胃下垂，脱肛，子宫脱垂。

验方 ①肠麻痹：枳实、厚朴、砂仁、木香、柴胡各10克，水煎服，每日1～2剂。②便秘：枳实6～10克，水煎服。③胃病：枳实、白及各15克，水煎服，外加呋喃唑酮1片，每日3次。

快认指南

酸橙：①常绿小乔木。枝三棱形，有长刺。②叶互生；叶柄有狭长形或狭长倒心形的叶翼，长8～15毫米，宽3～6毫米；叶片革质，倒卵状椭圆形或卵状长圆形，长3.5～10厘米，宽1.5～5厘米，先端短而钝，渐尖或微凹，基部楔形或圆形，全缘或微波状，具半透明油点。③花单生或数朵簇生于叶腋及当年生枝条的顶端，白色，芳香；花萼杯状，5裂；花瓣5，长圆形；雄蕊20以上；子房上位，雌蕊短于雄蕊。④柑果近球形，熟时橙黄色，味酸。⑤花期4～5月，果期6～11月。

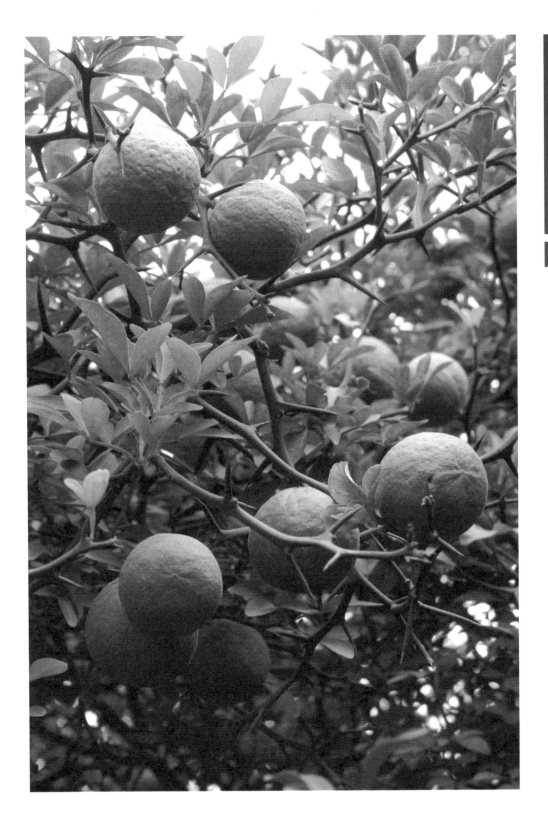

木香

别名 蜜香、五木香、青木香、南木香、广木香、川木香。

来源 为菊科植物木香 (*Aucklandia lappa* Decne.) 的干燥根。

生境 生长于高山草地和灌木丛中。主产于云南、四川等地。

采收 秋、冬两季采挖，除去泥沙及须根，切段，大的再纵剖成瓣，干燥后撞去粗皮。

功用 辛、苦，温。归脾、胃、大肠、三焦、胆经。行气止痛，健脾消食。用于胸胁、脘腹胀痛，泻痢后重，食积不消，不思饮食。煨木香实肠止泻，用于泄泻腹痛。

验方 ①一切气不和：木香适量，温水磨浓，热酒调下。②肝炎：木香研末，每日9～18克，分3～4次服用。③痢疾腹痛：木香6克，黄连12克，水煎服。④糖尿病：木香10克，川芎、当归各15克，黄芪、葛根、山药、丹参、益母草各30克，苍术、赤芍各12克，水煎服。⑤便秘：木香、厚朴、番泻叶各10克，用开水冲泡，当茶饮。

快认指南

①多年生草本，高1～2米。主根粗壮，圆柱形。②基生叶大型，具长柄，叶片三角状卵形或长三角形，基部心形，边缘具不规则的浅裂或呈波状，疏生短刺；基部下延成不规则分裂的翼，叶面被短柔毛；茎生叶较小，呈广椭圆形。③头状花序2～3个，丛生于茎顶，腋生者单一，总苞由10余层线状披针形的薄片组成，先端刺状；花全为管状。④瘦果线形，有棱，上端着生一轮黄色直立的羽状冠毛。

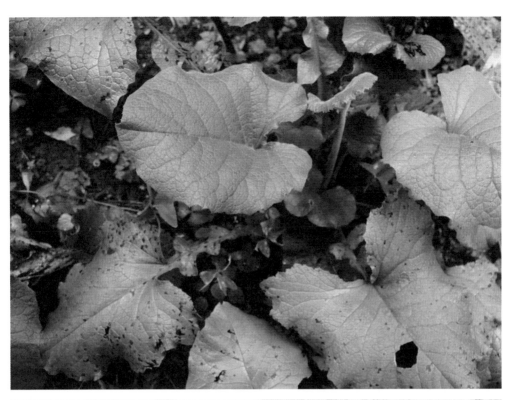

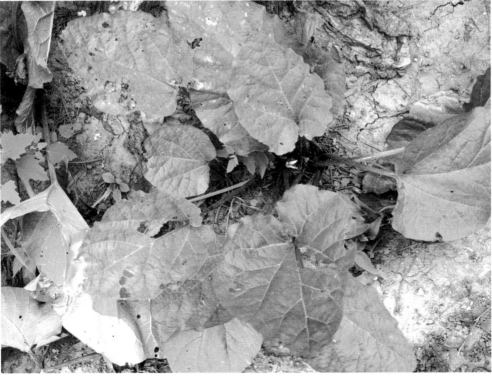

沉香

别名 土沉香、沉水香、白木香、牙香树、奇南香。

来源 为瑞香科植物白木香 [*Aquilaria sinensis* (Lour.) Gilg] 含有树脂的木材。

生境 生长于中海拔山地、丘陵地。主产于广东、广西、福建、台湾等地。

采收 全年均可采收，割取含树脂的木材，除去不含树脂的部分，阴干。

功用 辛、苦，微温。归脾、胃、肾经。行气止痛，温中止呕，纳气平喘。用于胸腹胀闷疼痛，胃寒呕吐呃逆，肾虚气逆喘急。

验方 ①腹胀气喘、坐卧不安：沉香、枳壳、木香各25克，莱菔子（炒）50克，研为细末，每次25克，姜3片，水煎服。②哮喘：沉香100克，莱菔子（淘净，蒸熟，晒干）250克，研为细末，调生姜汁为细丸，每次3克，开水送下。③哮喘气逆：沉香1.5克，侧柏叶3克，共研为粉末，临睡前顿服。

快认指南

①常绿乔木，高达30米。幼枝被绢状毛。②叶互生，稍带革质；具短柄，长约3毫米；叶片椭圆状披针形、披针形或倒披针形，长5.5～9厘米，先端渐尖，全缘，下面叶脉有时被绢状毛。③伞形花序，无梗，或有短的总花梗，被绢状毛；花白色，与小花梗等长或较短；花被钟形，5裂，裂片卵形，长0.7～1厘米，喉部密被白色茸毛的鳞片10枚，外被绢状毛，内密被长柔毛，花冠管与花被裂片略等长；雄蕊10，着生于花被管上，其中有5枚较长；子房上位，长卵形，密被柔毛，2室，花柱极短，柱头扁球形。

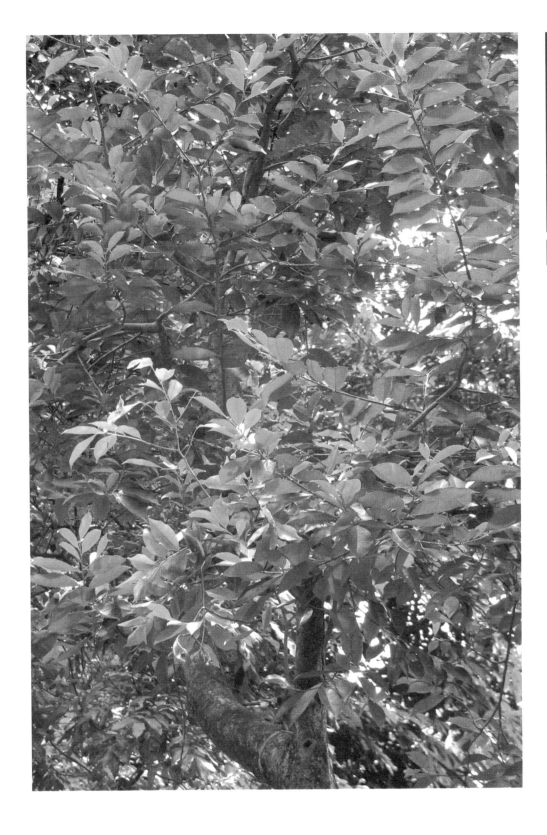

川楝子

别名 楝实、金铃子、川楝实。

来源 为楝科植物川楝 (*Melia toosendan* Sieb. et Zucc.) 的干燥成熟果实。

生境 生长于丘陵、田边；有栽培。主产于四川、云南等地。

采收 冬季果实成熟时采收，除去杂质，干燥。

功用 苦，寒；有小毒。归肝、小肠、膀胱经。疏肝泻热，行气止痛，驱虫。用于肝郁化火，胸胁、脘腹胀痛，疝气疼痛，虫积腹痛。

验方 ①慢性胃炎：川楝子、枳实、木香、白芍、柴胡、延胡索各10克，大血藤15克，甘草5克，水煎2次，每日1剂，早、晚分服。②头癣：川楝子30克，研成粉，与70克凡士林（或熟猪油）混匀，每日搽患处，早、晚各1次。搽药前，应用食盐水将患处洗净，有脓或痂者应清除。③胆管蛔虫偏热型：川楝子、槟榔各15克，乌梅30克，花椒10克，栀子20克，黄连、黄柏各9克，水煎服。

快认指南

①落叶乔木，高可达10余米。树皮灰褐色，有纵沟纹，幼嫩部分密被星状鳞片。②叶互生，二至三回奇数羽状复叶，小叶3~11，长卵圆形，长4~7厘米，宽2~3.5厘米，先端渐尖，基部圆形，两侧常不对称，全缘或部分具稀疏锯齿。③紫色花，腋生圆锥状排列的聚伞花序，花直径6~8毫米，萼片5~6；花瓣5~6；雄蕊为花瓣的2倍，花丝连合成一管；子房瓶状。④核果大，椭圆形或近圆形，长约3厘米，黄色或栗棕色，有光泽，核坚硬，木质，有棱，6~8室。种子3~5粒。⑤花期夏季。

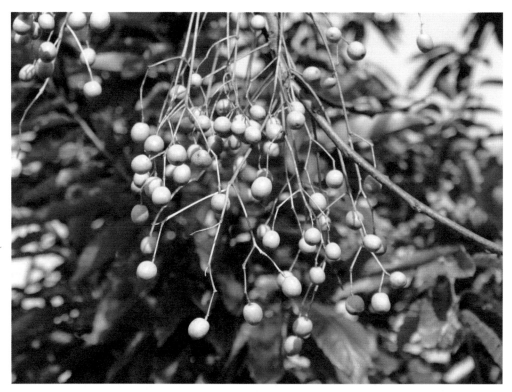

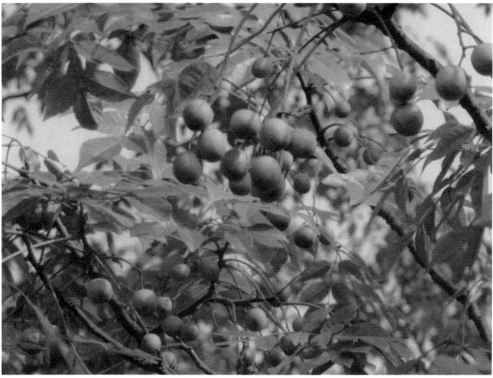

乌药

别名 旁其、矮樟根、土木香、天台乌药。

来源 为樟科植物乌药 [*Lindera aggregata* (Sims) Kosterm.] 的干燥块根。

生境 生长于向阳山谷、坡地或疏林灌木丛中。主产于浙江、湖南、湖北、安徽、广东、四川、重庆、云南等地。多为野生。

采收 全年均可采挖，除去细根，洗净，趁鲜切片，晒干，或直接晒干。

功用 辛，温。归肺、脾、肾、膀胱经。行气止痛，温肾散寒。用于寒凝气滞，胸腹胀痛，气逆喘急，膀胱虚冷，遗尿尿频，疝气疼痛，经寒腹痛。

验方 ①产后腹痛：乌药、糁木根各等份，为末，豆淋酒调下。②产后逆气、食滞胀痛：乌药、泽泻、香附各10克，广藿香、陈皮、枳壳、木香、厚朴各5克，水煎服。③胀满痞塞（七情忧思所致）：乌药、半夏、香附、砂仁、沉香、化橘红各等份，为末，每次10克，灯心草汤调服。

快认指南

①常绿灌木或小乔木，高达5米。根木质，纺锤形，有结节状膨大，外皮淡紫红色，内部灰白色。树皮灰绿色，小枝幼时密被褐色柔毛。②叶互生，革质，有短柄，叶片椭圆形至卵形，长3~7厘米，宽1.5~4厘米，先端尖或短尾状，基部圆形或钝形，全缘，主脉三出，极为明显，上面绿色，有光泽，下面粉绿色，有细毛。③雌雄异株，多为伞形花序或成簇，总花梗短或无；花被片6，雄花有能育雄蕊9，花药2室；雌花有退化雄蕊多个，子房下位，室1，胚珠1枚。④核果近球形，熟时黑色，基部有浅齿状宿存花被。⑤花期春、冬季。

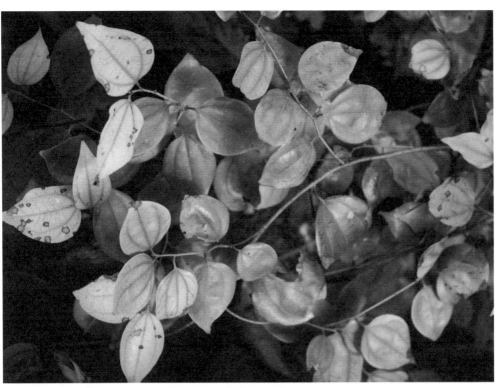

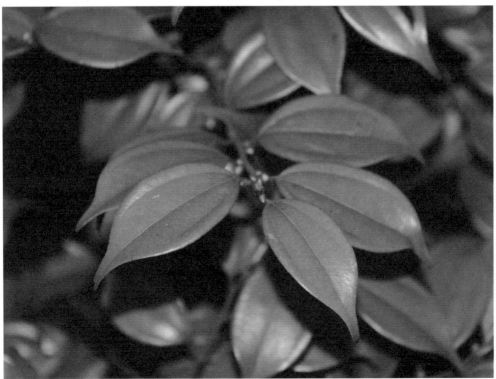

荔枝核

别名 荔核、枝核、荔仁、大荔核。

来源 为无患子科植物荔枝 (*Litchi chinensis* Sonn.) 的干燥成熟种子。

生境 多栽培于果园。主产于广东、广西、福建、台湾、四川等地。野生与栽培均有。

采收 夏季采摘成熟果实，除去果皮及肉质假种皮，洗净，晒干。

功用 甘、微苦，温。归肝、肾经。行气散结，祛寒止痛。用于寒疝腹痛，睾丸肿痛。

验方 ①心腹胃脘久痛：荔枝核5克，木香3克，共研为末，每次5克，清汤调服。②血气刺痛：荔枝核（烧存性）25克，香附50克，研末，每次10克，盐酒送下。③肾肿大：荔枝核、八角茴香、青皮（全者）各等份，锉散，炒，出火毒，为末，每次10克，酒下，每日3次。④疝心痛及小肠气：荔枝核1枚，煅存性，酒调服。

快认指南

①常绿乔木，高达10米，树冠广阔，枝多扭曲。②羽状复叶，互生；小叶2～4对，革质而亮绿，矩圆形或矩圆状披针形，先端渐尖，基部楔形而稍斜，全缘，新叶橙红色。③圆锥花序顶生，花小，杂性，青白色或淡黄色。④核果球形或卵形，直径约3厘米，外果皮革质，有瘤状突起，熟时赤色。种子矩圆形，褐色而明亮，假种皮肉质，白色，半透明，与种子极易分离。

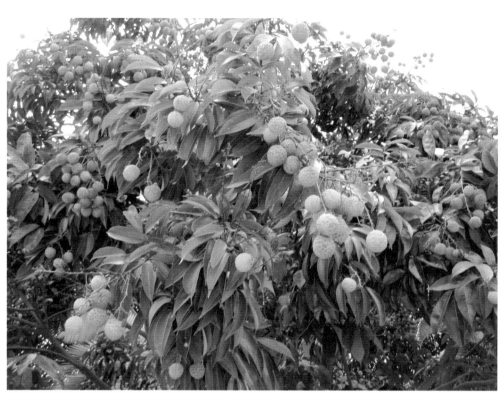

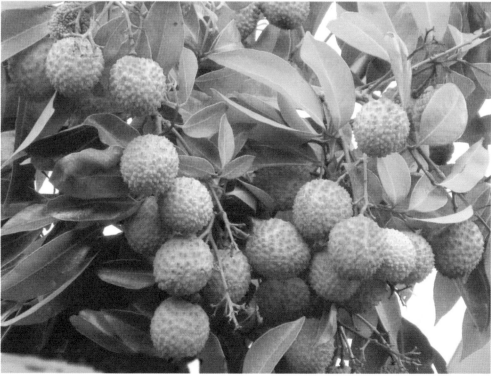

香附

别名	蓑草、香附米、香附子、莎草根、三棱草根。
来源	为莎草科植物莎草 (*Cyperus rotundus* L.) 的干燥根茎。
生境	生长于路边、荒地、沟边或田间向阳处。主产于山东、浙江、河南等地。
采收	秋季采挖，燎去毛须，置于沸水中略煮或蒸透后晒干，或燎后直接晒干。
功用	辛、微苦、微甘，平。归肝、脾、三焦经。疏肝解郁，理气宽中，调经止痛。用于肝郁气滞，胸胁胀痛，消化不良，胸脘痞闷，寒疝腹痛，乳房胀痛，月经不调，经闭痛经。
验方	①跌打损伤：炒香附20克，姜黄30克，共研细末，每日3次，每次5克。孕妇忌服。②阴道出血不止：香附（去皮毛，略炒）为末，每次10克，米饮调下。③安胎：香附，炒，去毛，研细末，浓煎紫苏汤调下5克。④偏正头痛：香附（炒）200克，川芎100克，研为末，以茶调服。⑤脱肛：香附、荆芥穗各等份，为末，每次3匙，水一大碗，煎至数沸，淋患处。⑥尿血（非器质性疾病引起的）：香附、新地榆各等份，煎汤服。

快认指南

①多年生宿根草本，高15～50厘米。根状茎匍匐而长，其末端有灰黑色、椭圆形、具有香气的块茎（即香附），有时数个连生。茎直立，上部三棱形，②叶基部丛生，3行排列，叶片窄条形，长15～40厘米，宽2～6毫米，基部抱茎，全缘，具平行脉。③花序形如小穗，在茎顶排成伞形，基部有叶状总苞2～4片；小穗条形，稍扁平，茶褐色，花两性，无花被；雄蕊5；子房椭圆形，柱头3裂，呈丝状。④坚果三棱形，灰褐色。⑤花期夏、秋两季。

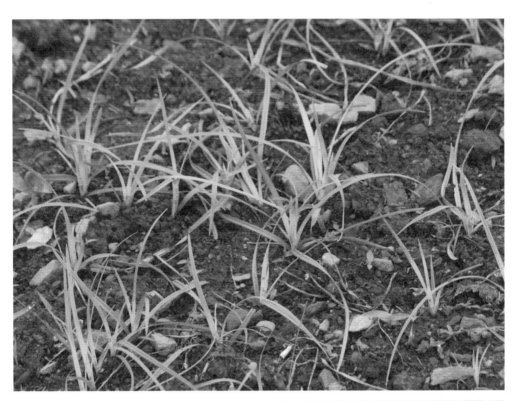

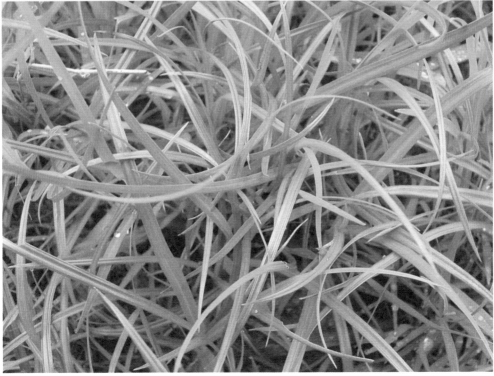

佛手

别名 手柑、香橼、五指柑。

来源 为芸香科植物佛手 (*Citrus medica* L. var. *sarcodactylis* Swingle) 的干燥果实。

生境 生长于果园或庭院中。主产于广东、四川及福建；次产于广西、云南、浙江及江西等地。

采收 秋季果实尚未变黄或变黄时采收，纵切成薄片，晒干或低温干燥。

功用 辛、苦、酸，温。归肝、脾、肺经。疏肝理气，和胃止痛，燥湿化痰。用于肝胃气滞，胸胁胀痛，胃脘痞满，食少呕吐，咳嗽痰多。

验方 ①白带过多：佛手20克，猪小肠适量，共炖，食肉饮汤。②老年胃弱、消化不良：佛手30克，粳米100克，共煮粥，早、晚分食。③恶心呕吐：佛手15克，生姜3克，陈皮9克，水煎服。④肝郁气滞、胸胁胀痛、饮食减少：佛手10克，玫瑰花5克，沸水浸泡饮。

快认指南

①常绿小乔木或灌木，高3～4米；嫩枝幼时紫红色，且具短硬刺，至老变为灰绿色。②单叶互生，叶大，具短柄，无翼叶和关节；叶片革质，长椭圆形或矩圆形，长5～16厘米，宽2.5～7厘米，先端钝或微凹，基部近圆形或楔形，边缘具浅波状钝锯齿。③总状花序簇生；花萼杯状，具5浅裂和三角形裂片；花瓣5，内面白色，外面紫色；雄蕊多数；子房椭圆形，上部窄尖。④柑果卵形或矩圆形，顶端分裂如拳状，或张开如指，表面橙黄色，粗糙，果肉淡黄色。种子数粒，卵形，先端尖，有时不完全发育。⑤花期4～5月，果期10～12月。

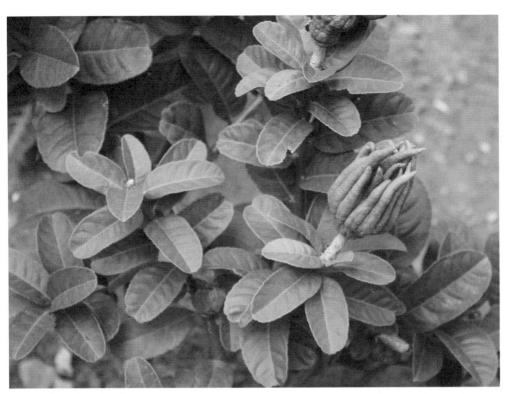

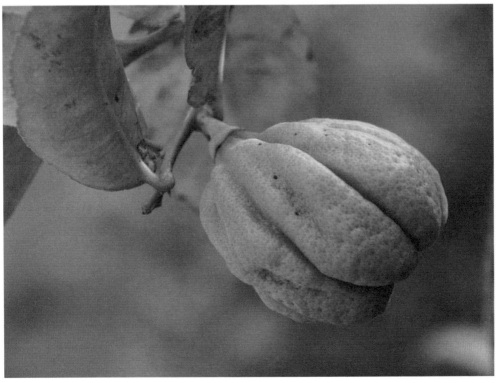

香橼

别名 枸橼、香圆、钩缘子、香泡树、香橼柑。

来源 为芸香科植物枸橼 (*Citrus medica* L.) 或香圆 (*Citrus wilsonii* Tanaka) 的干燥成熟果实。

生境 生长于沙壤土、比较湿润的环境。我国长江流域及其以南地区均有分布，广东、广西栽培较多。

采收 秋季果实成熟时采收，趁鲜切片，晒干或低温干燥。

功用 辛、苦、酸，温。归肝、脾、肺经。疏肝理气，宽中，化痰。用于肝胃气滞，胸胁胀痛，脘腹痞满，呕吐噫气，痰多咳嗽。

验方 ①喘咳痰多：鲜香橼50克，切碎放在有盖的碗中，加入等量的麦芽糖，隔水蒸数小时，以香橼稀烂为度，每次1匙，早、晚各1次。②肝痛、胃气痛：鲜香橼12～15克（干品6克），开水冲泡代茶饮。③胃痛胸闷、消化不良：陈香橼（焙干）、花椒、小茴香各12克，共研细末，每次3克，每日2次，温开水送服。④痰饮咳嗽、胸膈不利：香橼、法半夏各10克，茯苓15克，生姜3片，水煎服，每日2～3次。

快认指南

　　枸橼：①常绿小乔木，高2米左右；枝具短而硬的刺，嫩枝幼时紫红色。②单叶互生，叶片革质，长圆形或长椭圆形，长8～15厘米，宽3.5～6.5厘米，先端钝或钝短尖，基部阔楔形，边缘有锯齿。③短总状花序顶生及腋生，具花3～10朵，两性花及雄花均有；萼片5，合生如浅杯状，上端5浅裂；花瓣5，肉质，白色，外面淡紫色；雄蕊约30；雌蕊1，子房上部渐狭，宿存花柱。④果实卵圆形，熟时柠檬黄色，果皮粗厚。种子10粒左右，卵圆形，子叶白色。⑤花期4月，果期8～9月。

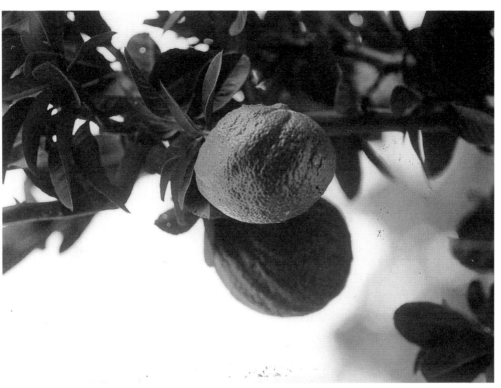

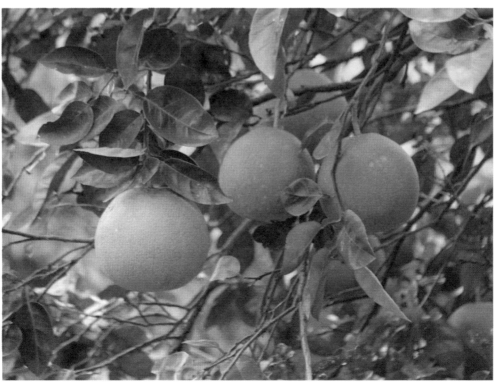

玫瑰花

别名 湖花、徘徊花、刺玫瑰、笔头花。

来源 为蔷薇科植物玫瑰 (*Rosa rugosa* Thunb.) 的干燥花蕾。

生境 均为栽培。全国各地均产，主产于江苏、浙江、山东等地。

采收 春末夏初花将开放时分批采收，及时低温干燥。

功用 甘、微苦，温。归肝、脾经。行气解郁，和血，止痛。用于肝胃气痛，食少呕恶，月经不调，跌打肿痛。

验方 ①急性乳腺炎：玫瑰花7朵，母丁香7粒，加适量黄酒，水煎服。②肝胃气病：玫瑰花研细末，每次1.5克，开水冲服。③月经不调：玫瑰花根6～9克，水煎后加入黄酒及红糖，早、晚各服1次。④跌打损伤、吐血：玫瑰花根15克，用黄酒或水煎，每日2次。⑤肝风头痛：玫瑰花5朵，蚕豆花12克，开水冲泡代茶饮。⑥急、慢性风湿痛：玫瑰花9克，当归、红花各6克，水煎去渣，热黄酒冲服。⑦月经过多：玫瑰花根、鸡冠花各9克，水煎去渣，加红糖服。

快认指南

①直立灌木，茎丛生，有茎刺。②奇数羽状复叶互生，椭圆形或椭圆状倒卵形，先端急尖或圆钝，叶柄和叶轴有茸毛，疏生小茎刺和刺毛。③花单生于叶腋或数朵聚生，苞片卵形，边缘有腺毛，花冠鲜艳，紫红色，芳香。

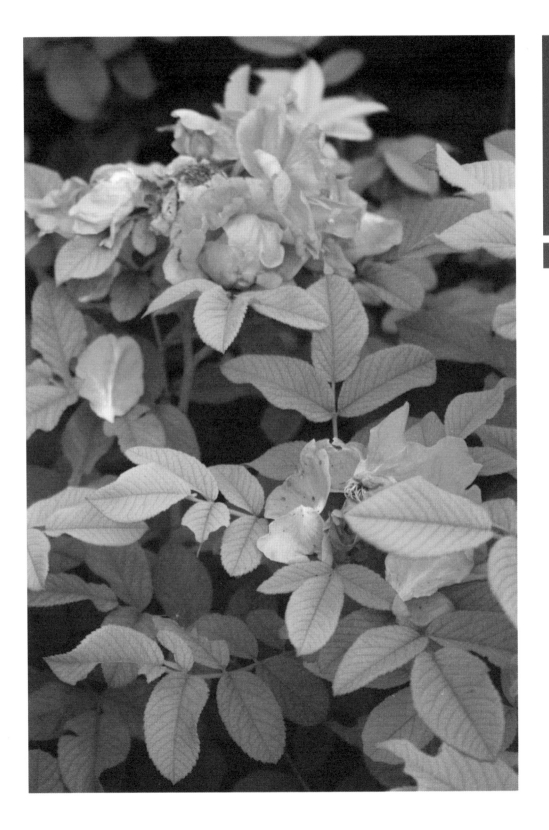

娑罗子

别名 开心果、苏罗子、梭椤子、索罗果。

来源 为七叶树科植物七叶树 (*Aesculus chinensis* Bge.)、浙江七叶树 [*Aesculus chinensis* Bge. var. *chekiangensis* (Hu et Fang) Fang] 或天师栗 (*Aesculus wilsonii* Rehd.) 的干燥成熟种子。

生境 生长于低海拔的丛林中，多为栽培，少有野生。主产于陕西、河南、浙江、江苏等地。

采收 秋季果实成熟时采收，除去果皮，晒干或低温干燥。

功用 甘，温。归肝、胃经。疏肝理气，和胃止痛。用于肝胃气滞，胸腹胀闷，胃脘疼痛。

验方 ①心绞痛：娑罗子适量，烧灰，酒冲服0.5克。②寄生虫胃痛：娑罗子（去壳）1枚，捣碎，水煎服。③肝胃气滞之胸闷胁痛、脘腹胀痛等：娑罗子、预知子、佛手各适量，水煎服。④经前乳房胀痛：娑罗子、路路通、香附、郁金各适量，水煎服。

快认指南

　　七叶树：①落叶乔木，高达25米。②掌状复叶对生；小叶5~7，长椭圆形或长椭圆状卵形，长9~16厘米，宽3~5.5厘米，先端渐尖，基部楔形，边缘有锯齿，侧脉13~17对，有小叶柄；总叶柄长。③圆锥花序大型；花萼筒状；花瓣4，白色，有爪；雄蕊6，花丝不等长；子房上位。④蒴果近球形，顶端扁平，棕黄色，有小突起，熟时3瓣裂。种子近球形。⑤花期5~7月，果期8~9月。

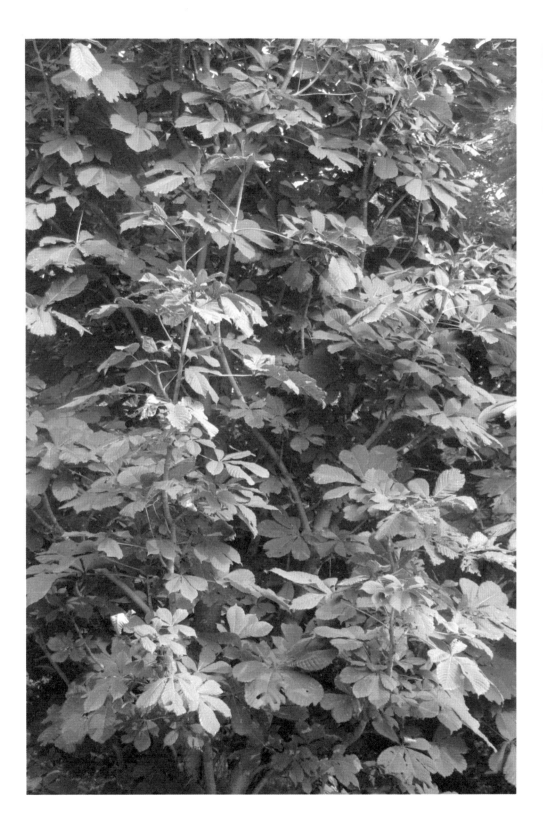

大腹皮

别名 槟榔皮、槟榔壳、大腹毛、大腹绒。

来源 为棕榈科植物槟榔 (*Areca catechu* L.) 的干燥果皮。

生境 生长于无低温地区，潮湿、疏松、肥沃的土壤，高环山梯田。主产于海南。

采收 冬季至次春采收未成熟的果实，煮后干燥，纵剖两瓣，剥取果皮。

功用 辛，微温。归脾、胃、大肠、小肠经。行气宽中，行水消肿。用于湿阻气滞，脘腹胀闷，大便不爽，水肿胀满，脚气浮肿，小便不利。

验方 ①漏疮恶秽：大腹皮适量，煎汤洗患处。②肿满腹胀、大小便秘涩：大腹皮（锉）、郁李仁（汤浸去皮，微炒）、槟榔各50克，木香25克，木通（锉）、牵牛子（微炒）、桑根白皮（锉）各100克，上药捣筛为散，每次20克，入生姜、葱白适量，水煎至六分，去滓，温服。

快认指南

①常绿乔木，干挺直，高10～20米，不分枝，有多数叶痕脱落后形成的环纹。②大型羽状复叶，聚生于干的顶端，长1.2米以上，小叶片多数，条状披针形，长30～60厘米，先端有不规则的齿裂；总叶柄呈三棱形，具长叶鞘。③肉穗花序从叶束之下的茎上生出，基部托以黄绿色的佛焰苞，花序多分枝，分枝呈蜿蜒状；花单性，雌雄同株；雄花贴生于花序顶端，形似稻粒，多数，雄蕊3；雌花较大而少，着生于花序轴或分枝基部；花被2轮，每轮3片，绿黄色，雌蕊卵形，子房1室，胚珠倒生。④坚果卵圆形，长4～6厘米，红色，基部有花被宿存，中果皮厚，其纤维状部分即为"大腹皮"，中间有一卵形种子为"槟榔"。⑤每年开花2次，花期3～8月，冬花不结果，果期12月至翌年2月。

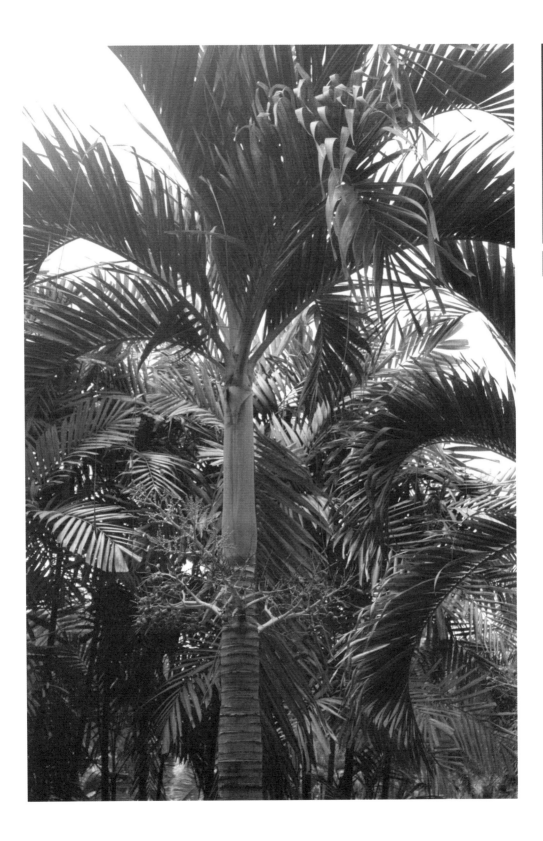

刀豆

别名 刀豆子、关刀豆、马刀豆、挟剑豆、刀巴豆。

来源 为豆科植物刀豆 [*Canavalia gladiata* (Jacq.) DC.] 的干燥成熟种子。

生境 生长于排水良好、肥沃疏松的土壤。主产于江苏、湖北、安徽、浙江、广西等地。

采收 秋季采收成熟果实，剥取种子，晒干。

功用 甘，温。归胃、肾经。温中，下气，止呃。用于虚寒呃逆，呕吐。

验方 ①脾胃虚弱、呕逆上气：刀豆适量，研为细末，温开水送下，每次6～9克。②久痢、久泻、饮食减少：嫩刀豆120克，蒸熟，蘸白糖细细嚼食。③胃寒呕吐：刀豆、柿蒂各10克，半夏、砂仁各6克，水煎服。④胃寒呕吐：刀豆30克，烧存性，研末，每次6克，开水服用。

快认指南

①缠绕草质藤本，长达数米。②三出复叶互生，叶柄长8～15厘米，小叶柄长约1厘米；小叶宽卵形，长8～20厘米，宽5～16厘米，先端渐尖，基部近圆形，两面无毛，侧生小叶偏斜。③淡红或淡紫色蝶形花，总状花序腋生，花疏生于花序轴隆起的节上；萼二唇形，上唇大，2裂，下唇3齿，卵形，旗瓣近圆形，大于其他瓣；雄蕊10，二体；子房有疏长硬毛。④荚果极长，窄长方形，略弯曲，长15～30厘米，先端有钩状短喙，边缘有明显凸出的隆脊。种子肾形，红色或褐色，长约3.5厘米，种脐和种子几等长。⑤花期夏季。

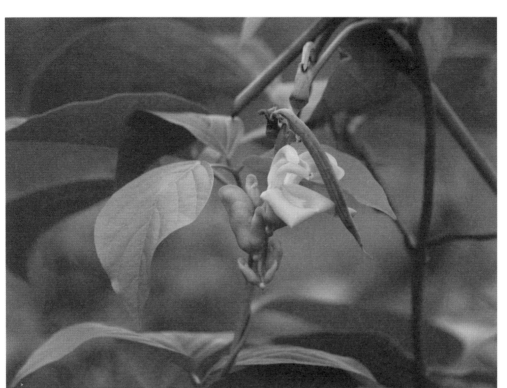

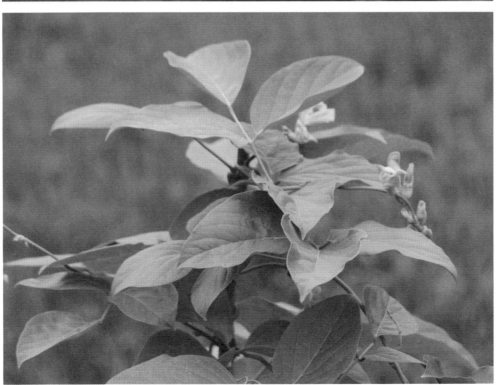

山楂

别名 酸枣、赤瓜实、棠梨子、山里红果。

来源 为蔷薇科植物山楂 (*Crataegus pinnatifida* Bge.) 或山里红 (*Crataegus pinnatifida* Bge. var. major N. E. Br.) 的干燥成熟果实。

生境 生长于山谷或山地灌木丛中。主产于山西、河北、山东、辽宁、河南等地。

采收 秋季果实成熟时采收，切片，干燥。

功用 酸、甘，微温。归脾、胃、肝经。消食健胃，行气散瘀。用于肉食积滞，胃脘胀满，泻痢腹痛，瘀血经闭，产后瘀阻，心腹刺痛，疝气疼痛，脂血症。焦山楂的消食导滞作用增强，用于肉食积滞，泻痢不爽。

验方 ①消化不良：焦山楂10克，研末加适量红糖，开水冲服，每日3次。②痢疾初起：山楂30克，红、白蔗糖各15克，水煎冲细茶5克饮服。③产后腹痛：山楂30克，香附15克，浓煎顿服，每日2次。④闭经：山楂60克，鸡内金、红花各10克，红糖30克，水煎服，每日1剂。⑤腹泻：山楂炒焦研细末，白糖水送服，每次10克，每日3次。⑥小儿脾虚久泻：鲜山楂、淮山药各等量，加白糖调匀蒸服。⑦消化不良：生山楂、炒麦芽各10克，水煎服，每日2次。

快认指南

山楂：①落叶小乔木，高约6米，分枝多，无刺或有少数短刺，无毛。②单叶互生，有长柄，叶片较小，长5～10厘米，宽4～7.5厘米，3～5羽状深裂，羽裂较深，裂片卵状披针形。③花梗被短柔毛；花萼5齿裂；花冠白色或稍带红晕，花瓣5，宽倒卵形；雄蕊20。④梨果球形，果实较小，直径1～1.5厘米，深红色。⑤花期夏季。

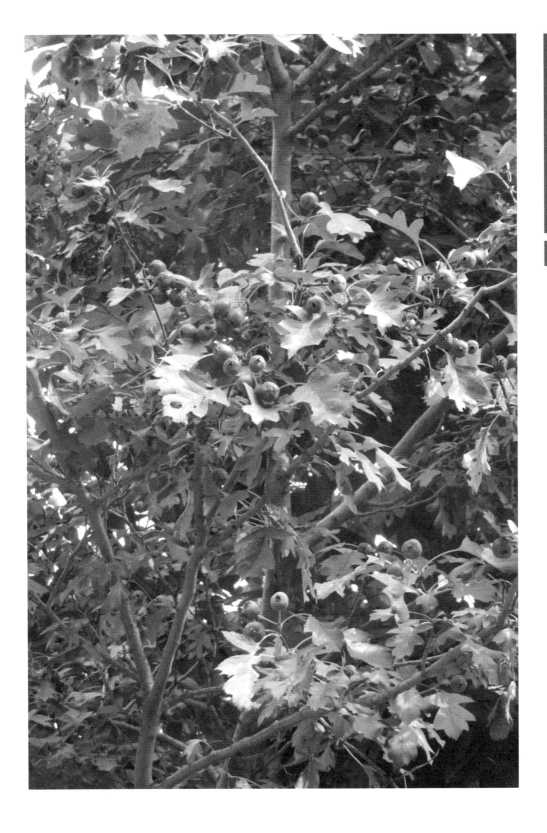

莱菔子

别名 萝卜子、萝白子、芦菔子。

来源 为十字花科植物萝卜 (*Raphanus sativus* L.) 的干燥成熟种子。

生境 全国均有栽培。

采收 夏季果实成熟时采割植株，晒干，搓出种子，除去杂质，再晒干。

功用 辛、甘，平。归肺、脾、胃经。消食除胀，降气化痰。用于饮食停滞，脘腹胀痛，大便秘结，积滞泻痢，痰壅喘咳。

验方 ①食积口臭、脘腹饱胀：炒莱菔子、焦山楂、炒神曲各9克，陈皮6克，水煎服。②支气管哮喘：莱菔子、芥子、紫苏子各9克，水煎服，每日3次。③食滞腹满：莱菔子炒微黄，研末冲服，每次5克，每日3次。④小儿食积、消化不良：莱菔子、山楂各15克，麦芽10克，大黄、茶叶各2克，全置于杯中，开水冲泡，每日1剂，随时饮用。

快认指南

①一年生或二年生直立草本，高30～100厘米；根肉质。茎多分枝，稍有白粉。②基生叶大头羽状半裂，侧生裂片4～6对，向基部渐缩小，有粗糙毛；茎生叶长圆形至披针形，边缘有锯齿或缺刻，很少全缘。③总状花序顶生，花淡紫红色或白色，直径15～20毫米。④长角果肉质，圆柱形。种子1～6颗，卵形，微扁，长约3毫米，红棕色，并有细网纹。⑤花期4～5月，果期5～6月。

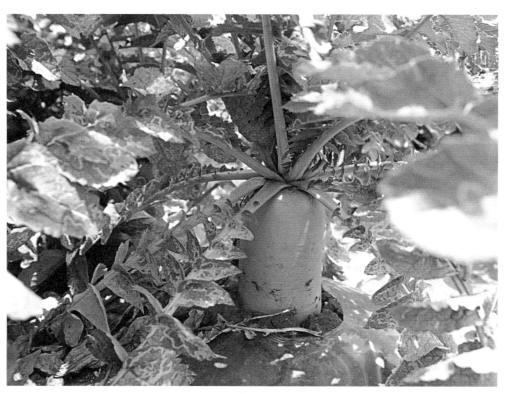

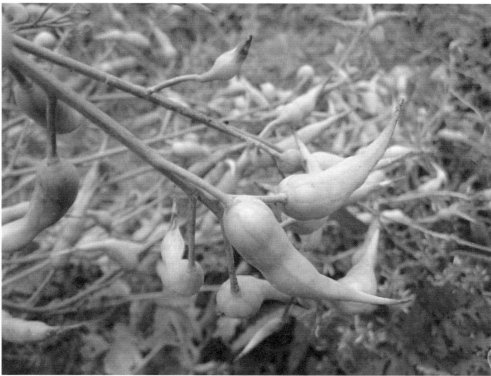

鸡内金

别名 鸡食皮、化骨胆、鸡中金、鸡肫皮、鸡黄皮。

来源 为雉科动物家鸡 (*Gallus domesticus* Brisson) 的干燥沙囊内壁。

生境 全国各地均产。

采收 杀鸡后，取出鸡肫，立即剥下内壁，洗净，干燥。

功用 甘，平。归脾、胃、小肠、膀胱经。健胃消食，涩精止遗，通淋化石。用于食积不消，呕吐泻痢，小儿疳积，遗尿，遗精，石淋涩痛，胆胀胁痛。

验方 ①疳积：鸡内金30克，烘干，研细末，每次3克，温开水送服，每日2次，连服5~7日。②夜梦遗精：鸡内金50克，焙干，研为细末，每日早、晚空腹各3克，用白酒或黄酒送下。③扁平疣：鸡内金100克，浸泡于装有300毫升米醋的广口瓶内，浸泡30小时。用消毒棉球蘸药汁涂搽患处，每日3次，10日为1个疗程。④食欲不振、食积腹胀：鸡内金、麦芽、神曲、山楂各9克，水煎服。

快认指南

嘴短而坚，略呈圆锥状，上嘴稍弯曲。鼻孔裂状，被有鳞状瓣。眼有瞬膜。头上有肉冠，喉部两侧有肉垂，通常呈褐红色；肉冠以雄者为高大，雌者低小；肉垂也以雄者为大。翼短；羽色雌、雄不同，雄者羽色较美，有长而鲜丽的尾羽，雌者尾羽甚短。足健壮，跗、跖及趾均被有鳞板；趾4，前3趾，后1趾，后趾短小，位略高，雄者跗跖部后方有距。

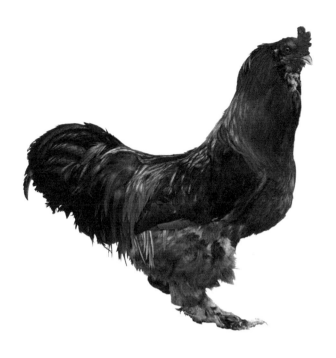

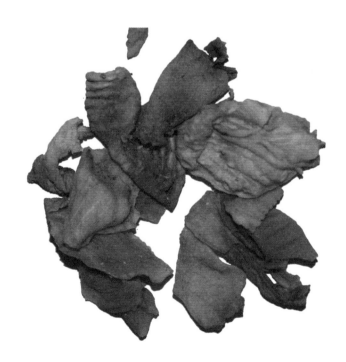

使君子

别名 留球子、索子果、君子仁、五棱子。

来源 为使君子科植物使君子（*Quisqualis indica* L.）的干燥成熟果实。

生境 生长于山坡、平地、路旁等向阳灌木丛中，亦有栽培。主产于四川、福建、广东、广西等地。

采收 秋季果皮变紫黑色时采收，除去杂质，干燥。

功用 甘，温。归脾、胃经。杀虫消积。用于蛔虫、蛲虫病，虫积腹痛，小儿疳积。

验方 ①肠道蛔虫：使君子仁适量，文火炒黄，嚼服，每日2～3粒，早晨空腹服用，连用2～3日。②小儿虫积、腹痛：使君子炒熟去壳，小儿按年龄每岁1粒，10岁以上用10粒，早晨空腹一次嚼食，连用7日。

快认指南

①落叶藤状灌木，高2～7米，幼株被锈色短柔毛。②单叶对生，叶柄长约1厘米，叶落后宿存而成刺状；叶片椭圆形或卵状椭圆形，长5～15厘米，宽2～6厘米，先端渐尖，基部宽楔形或微心形，全缘，幼时被毛，老叶仅在脉上及边缘被毛。③顶生伞房式穗状花序，10余朵花着生较疏，下垂，苞片窄细；萼筒延伸于子房外成纤细管状，长约6厘米，先端5裂；花冠初放时白色，渐变成红色，芳香，花瓣5，倒卵状长圆形，长约1厘米，先端浑圆；雄蕊10，排为2轮，上轮5个外露；雌蕊1，子房下位，花柱细长，条形，下部与萼筒合生，上端伸出筒口，柱头甚短，略平，微褐色。④果实橄榄形，稍木化，长约3厘米，熟后暗棕色，有5条棱，断面五角星状，内有种子1粒，气微香。⑤花期5～9月，果期6～10月。

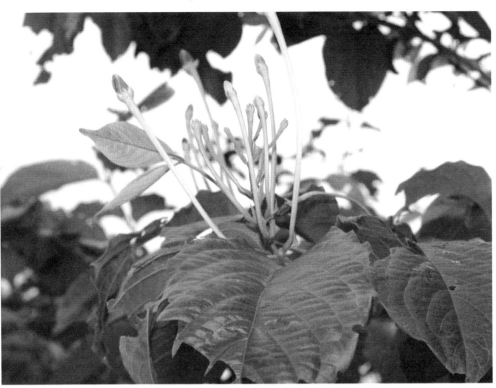

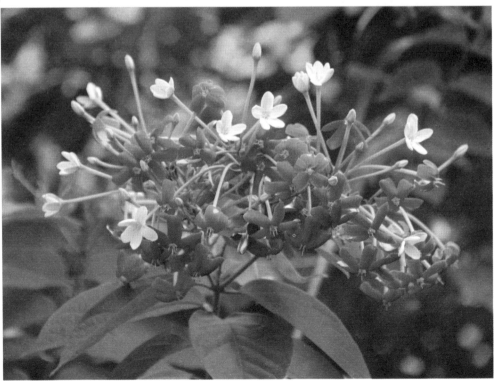

苦楝皮

别名　楝皮、楝木皮、楝根皮、楝根木皮。

来源　为楝科植物苦楝 (*Melia azedarach* L.) 或川楝 (*Melia toosendan sieb. et Zucc.*) 的干燥树皮及根皮。

生境　生长于土壤湿润、肥沃的杂木林和疏林内，栽培于村旁或公路边。主产于四川、甘肃、云南、贵州、湖北等地。

采收　春、秋两季剥取，晒干，或除去粗皮，晒干。

功用　苦，寒；有毒。归肝、脾、胃经。驱虫，疗癣。用于蛔虫病，蛲虫病，虫积腹痛；外治疥癣瘙痒。

验方　①龋齿牙痛：苦楝皮煎汤，漱口。②小儿虫痛：苦楝皮100克，芜荑25克，为末，每次5克，水一小盏，煎取半盏，放冷，发作时服。③钩虫病：苦楝皮30克，槟榔20克，白糖适量，将苦楝皮、槟榔放入砂锅内，加水适量，浓煎取汁，加入白糖拌匀，睡前空腹服完。儿童可按年龄酌减用量，连服2日。此方不宜久服。

快认指南

　　苦楝：①落叶乔木，高15~20米。树皮暗褐色，幼枝有星状毛，旋即脱落，老枝紫色，有细点状皮孔。②二回羽状复叶，互生，长20~80厘米；小叶卵形至椭圆形，长3~7厘米，宽2~3厘米，基部阔楔形或圆形，先端长尖，边缘有齿缺，上面深绿，下面浅绿，幼时有星状毛，稍后除叶脉上有白毛外，余均无毛。③圆锥花序腋生；花淡紫色，长约1厘米；花萼5裂，裂片披针形，两面均有毛；花瓣5，平展或反曲，倒披针形；雄蕊管通常暗紫色，长约7毫米。④核果圆卵形或近球形，长约3厘米，淡黄色，4~5室，每室具种子1枚。⑤花期4~5月，果期10~11月。

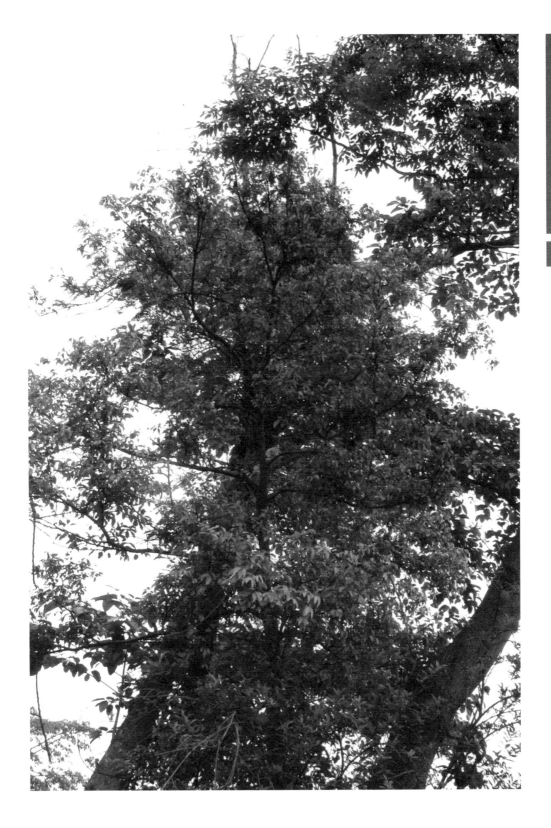

槟 榔

别名　榔玉、宾门、橄榄子、大腹子、槟榔子。

来源　为棕榈科植物槟榔（*Areca catechu* L.）的干燥成熟种子。

生境　生长于阳光较充足的林间或林边。主产于海南，广西、云南、福建、台湾也有栽培。

采收　春末至秋初采收成熟果实，用水煮后，干燥，除去果皮，取出种子，干燥。

功用　苦、辛，温。归胃、大肠经。杀虫，消积，行气，利水，截疟。用于绦虫、蛔虫、姜片虫病，虫积腹痛，积滞泻痢，里急后重，水肿脚气，疟疾。

验方　①腰痛：槟榔适量，为末，酒服5克。②小儿营养不良：槟榔炭、白术、荷叶、贯众各10克，鸡内金、水红花子各15克，党参25克，山药20克，木香、芜荑各7.5克，水煎服，每日1剂，分3次服用。③流行性感冒：槟榔、黄芩各15克，水煎服。

快认指南

①常绿乔木，干挺直，高10~20米，不分枝，有多数叶痕脱落后形成的环纹。②大型羽状复叶，聚生于干的顶端，长1.2米以上，小叶片多数，条状披针形，长30~60厘米，先端有不规则的齿裂；总叶柄呈三棱形，具长叶鞘。③肉穗花序从叶束之下的茎上生出，基部托以黄绿色的佛焰苞，花序多分枝，分枝呈蜿蜒状；花单性，雌雄同株；雄花贴生于花序顶端，形似稻粒，多数，雄蕊3；雌花较大而少，着生于花序轴或分枝基部；花被2轮，每轮3片，绿黄色，雌蕊卵形，子房1室，胚珠倒生。④坚果卵圆形，长4~6厘米，红色，基部有花被宿存，中果皮厚，其纤维状部分即为"大腹皮"，中间有一卵形种子为"槟榔"。⑤每年开花2次，花期3~8月，冬花不结果，果期12月至翌年2月。

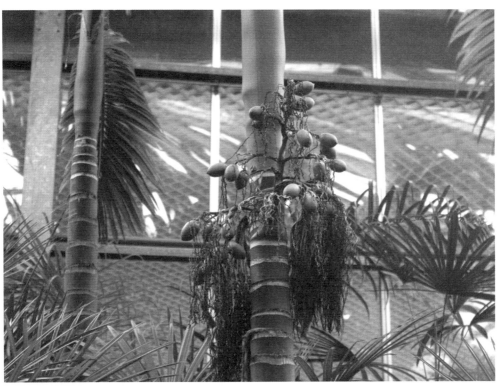

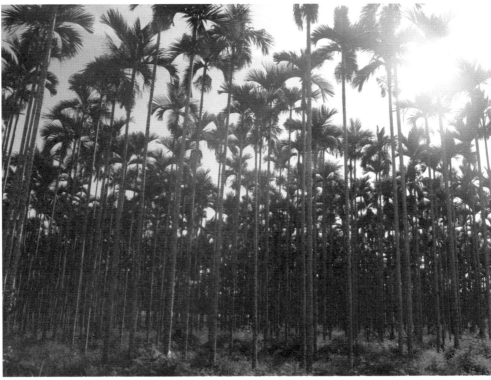

鹤虱

别名 鬼虱、野烟、鹄虱、北鹤虱、野叶子烟。

来源 为菊科植物天名精（*Carpesium abrotanoides* L.）的干燥成熟果实。

生境 生长于沙性土壤中，田边、路旁常见。主产于东北、华北和河南、陕西、甘肃等地。

采收 秋季果实成熟时采收，晒干，除去杂质。

功用 苦、辛，平；有小毒。归脾、胃经。杀虫消积。用于蛔虫、蛲虫、绦虫病，虫积腹痛，小儿疳积。

验方 ①小儿多吐蛔虫：鹤虱、大黄各0.3克，芒硝15克，水煎，每日1剂，分2次服用。②肠道蛔虫病：鹤虱500克，捣筛，蜜和丸如梧桐子大，以蜜汤空腹吞40丸，日增至50丸。慎酒肉。③蛔虫心痛：鹤虱0.6克，为末，温水一盏，和服。④齿痛：鹤虱适量，煎米醋漱口。⑤痔瘘、脓血不止、积年不差：鹤虱、雷丸、白矾灰各30克，皂角刺、硫黄各15克，均研为末，醋煮面糊为丸，如梧桐子大，雄黄为衣，每服20丸，麝香温酒送下，饭前服。

快认指南

①一年生或多年生草本，茎直立，高20～50厘米，多分枝，有粗糙毛。②叶互生，无柄或基部的叶有短柄，叶片倒披针状条形或条形，有紧贴的细糙毛，先端钝，基部渐狭，全缘或略显波状。③花序顶生，苞片披针状条形，花生于苞腋的外侧，有短梗，花冠黄色，较萼稍长。④小坚果卵形，褐色，有小疣状突起，边沿有2～3行不等长的锚状刺。

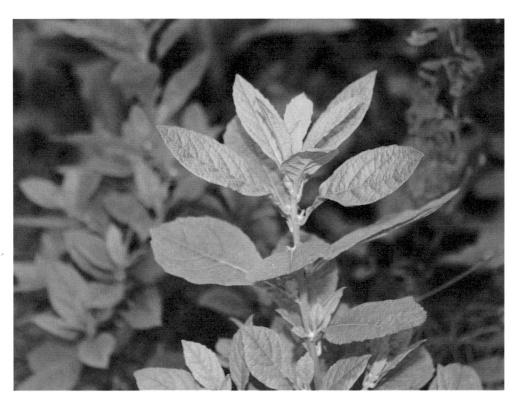

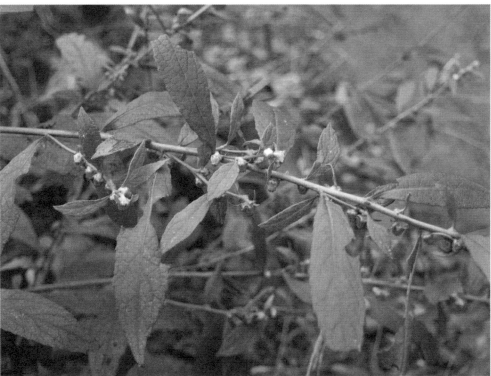

榧　子

别名　赤果、榧实、香榧、玉山果、木榧子。

来源　为红豆杉科植物榧 (*Torreya grandis* Fort.) 的干燥成熟种子。

生境　生长于山坡，野生或栽培。主产于浙江，江苏、安徽、江西、福建及湖南也产。

采收　秋季种子成熟时采收，除去肉质假种皮，洗净，晒干。

功用　甘，平。归肺、胃、大肠经。杀虫消积，润肺止咳，润燥通便。用于钩虫、蛔虫、绦虫病，虫积腹痛，小儿疳积，肺燥咳嗽，大便秘结。

验方　①丝虫病：榧子肉250克，头发炭（血余炭）50克，研末混合，调蜜搓成150丸，每次2丸，每日3次。②蛲虫病：每日服榧子7颗，连服7日。③钩虫病：每日吃炒榧子150～250克，直至确证大便中虫卵消失为止。④肠道寄生虫病：榧子（切碎）、使君子仁（切细）、大蒜瓣（切细）各50克，水煎去渣，每日3次，饭前空腹时服。

快认指南

　　①常绿乔木，高达25米，树皮灰褐色，枝开张，小枝无毛。②叶呈假二列状排列，线状披针形，越向上部越狭，先端突刺尖，基部几成圆形，全缘，质坚硬，上面暗黄绿色，有光泽，下面淡绿色，中肋明显，在其两侧各有一条凹下的黄白色的气孔带。③花单性，通常雌雄异株；雄花序椭圆形至矩圆形，具总花梗。④种子核果状，矩状椭圆形或倒卵状长圆形，长2～3厘米，先端有小短尖，红褐色，有不规则的纵沟，胚乳内缩或微内缩。

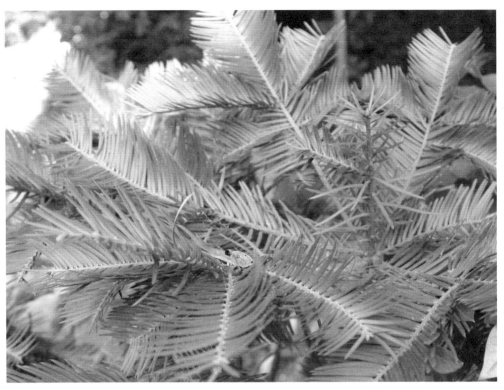

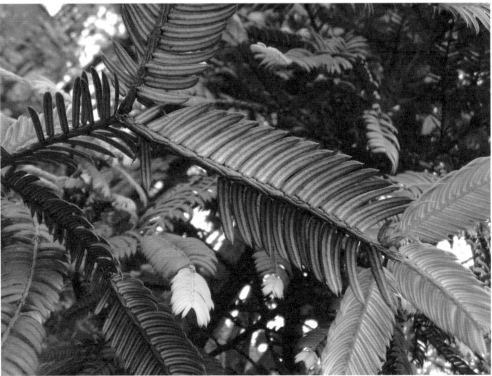

大 蓟

别名 虎蓟、刺蓟、山牛蒡、鸡脚刺、大刺盖、大刺儿菜。

来源 为菊科植物蓟 (*Cirsium japonicum* Fisch. ex DC.) 的干燥地上部分。

生境 生长于山野、路旁、荒地。产于全国大部分地区。

采收 夏、秋两季花开时采割地上部分，除去杂质，晒干。

功用 甘、苦，凉。归心、肝经。凉血止血，散瘀，解毒，消痈。用于衄血，吐血，尿血，便血，崩漏下血，外伤出血，痈肿疮毒。

验方 ①传染性肝炎：鲜大、小蓟适量，捣烂绞汁，温水和服，每次服一小杯，或大蓟根每日30克，分2次以水煎服。②血友病、口鼻出血、紫斑：鲜大蓟捣汁，和入少许黄酒，每次服一小杯，每日2～3次。③血崩、经漏：大、小蓟连根苗各30克，益母草15克，水煎，每日2次分服。④荨麻疹：鲜大蓟100克，水煎，分2～3次服用，每日1剂。

快认指南

①多年生草本，高30～100厘米或更高。根长圆锥形，簇生。茎直立，有细纵纹，基部具白色丝状毛。②基生叶有柄，开花时不凋落，呈莲座状，叶片倒披针形或倒卵状椭圆形，长12～30厘米，羽状深裂，裂片5～6对，长椭圆状披针形或卵形，边缘齿状，齿端有尖刺，上面绿色，疏生丝状毛，下面灰绿色，脉上有毛；中部叶无柄，基部抱茎，羽状深裂，边缘有刺；上部叶渐小。③头状花序单一或数个生于枝端集成圆锥状；总苞钟形，长1.5～2厘米，宽2.5～4厘米，被蛛丝状毛；苞片长披针形，多层。花两性，管状，紫红色，裂片5；雄蕊5，花药顶端有附属片，基部有尾。④瘦果长椭圆形，长约3毫米，冠毛羽状，暗灰色。⑤花期夏季。

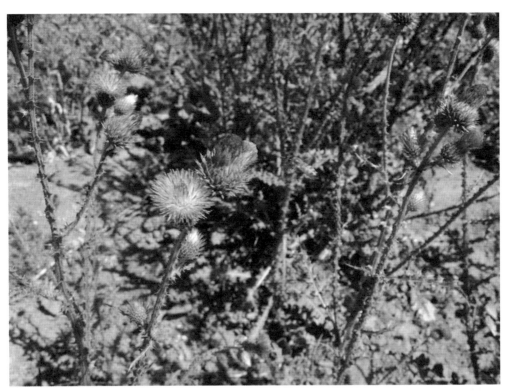

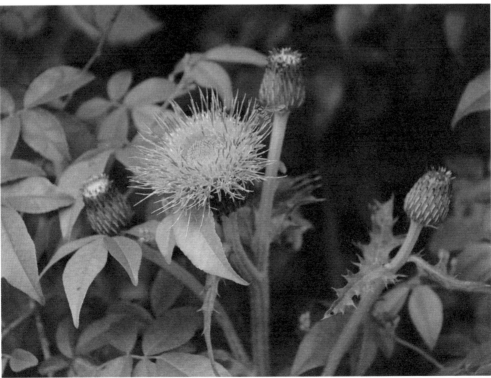

地榆

别名 山枣、红地榆、赤地榆、白地榆、紫地榆、线形地榆。

来源 为蔷薇科植物地榆 (*Sanguisorba officinalis* L.) 或长叶地榆 [*Sanguisorba officinalis* L.var.longifolia (Bert.) Yü et Li] 的干燥根。

生境 生长于山地的灌木丛、山坡、草原或田岸边。我国多数地区均产，主产于东北及西北地区。

采收 春季将发芽时或秋季植株枯萎后采挖，除去须根，洗净，干燥，或趁鲜切片，干燥。

功用 苦、酸、涩，微寒。归肝、大肠经。凉血止血，解毒敛疮。用于便血，痔血，血痢，崩漏，水火烫伤，痈肿疮毒。

验方 ①湿疹：地榆50克，加水2碗，煎成半碗，用纱布沾药汁湿敷。②红白痢、噤口痢：地榆10克，炒乌梅5枚，山楂5克，水煎服。

快认指南

地榆：①多年生草本，高50~150厘米，通体无毛。根状茎粗，木质化，生多数纺锤形或长圆柱形的根，外面红褐色，断面带暗红色。茎直立，上部分枝，时带紫色。②叶为奇数羽状复叶，基生叶较大，具长约6.5厘米的柄，茎生叶互生，叶柄较短；托叶近镰状，有齿；小叶7~19片，矩状椭圆形（基生叶上的小叶片多为卵形或椭圆形），长2~7厘米，宽0.8~3厘米，上端小叶大，先端钝，有小突尖，基部近心形或截形，边缘有圆而锐的锯齿，无毛，小叶柄短，基部具小托叶。③花小而密集，穗状花序呈头状、椭圆形或矩状圆柱形，具有长梗，直立，5~8花序排成疏散的聚伞状，顶生；花被4裂，瓣状，长约3毫米，暗紫红色；雄蕊4；花柱比雄蕊短。④瘦果椭圆形，长约3毫米，棕色，花被宿存，种子1粒。⑤花期夏季。

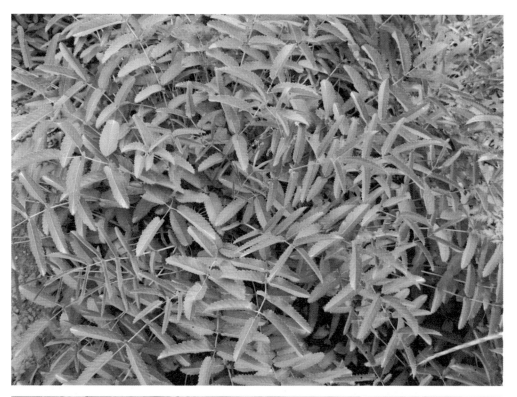

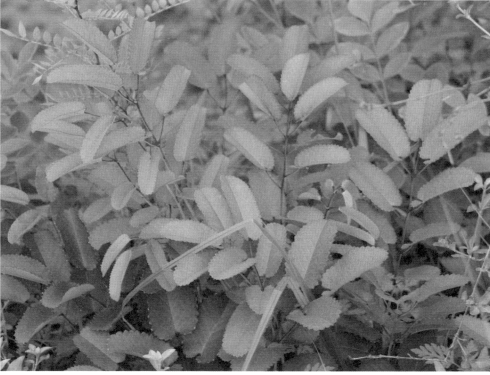

槐花

别名 槐蕊。

来源 为豆科植物槐 (*Sophora japonica* L.) 的干燥花及花蕾。

生境 生长于向阳、土壤疏松肥沃、排水良好的地方。我国大部分地区有产。

采收 夏季花开放或花蕾形成时采收，及时干燥，除去枝、梗及杂质。前者习称"槐花"，后者习称"槐米"。

功用 苦，微寒。归肝、大肠经。凉血止血，清肝泻火。用于便血，痔血，血痢，崩漏，吐血，衄血，肝热目赤，头痛眩晕。

验方 ①尿血（热性病引起的）：槐花（炒）、郁金（煨）各50克，共研为末，每次10克，淡豆豉汤送下。②痔疮、大肠癌引起的便血：槐花30克，生大黄4克，蜂蜜15克，绿茶2克，生大黄拣杂，洗净，晾干或晒干，切成片，放入砂锅，加水适量，煎煮5分钟，去渣，留汁，待用，锅中加槐花、绿茶，加清水适量，煮沸，倒入生大黄煎汁，离火，稍凉，趁温热时，调拌入蜂蜜即成，早、晚2次分服。

快认指南

①落叶乔木，高10～25米。树冠圆形，叶多而密，树皮棕灰色。②奇数羽状复叶互生；小叶7～12，柄长约2.5毫米，对生或近对生，小叶片卵状披针形至卵形，长2.5～7.5厘米，宽1.5～3厘米，先端尖，基部浑圆，常略偏斜，全缘，下面有白粉及细毛。③顶生大型圆锥花序；萼钟状，具5小齿，疏被毛；蝶形花冠乳白色或稍带黄色，旗瓣宽心形，四头，有爪，微带紫脉；雄蕊10，不等长。④荚果肉质，节荚之间紧缩成串珠状，长达5厘米，黄绿色，无毛，不开裂。种子1～6粒，肾形，长约8毫米，棕黑色。⑤花期7～8月，果期10～11月。

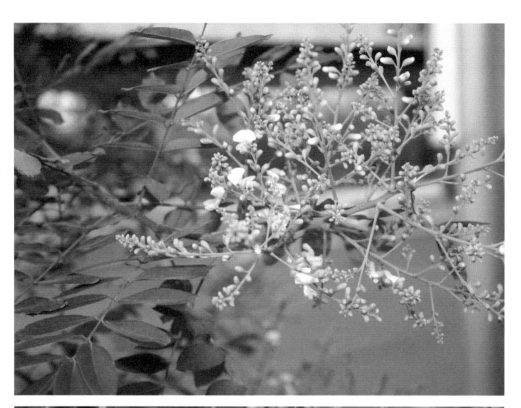

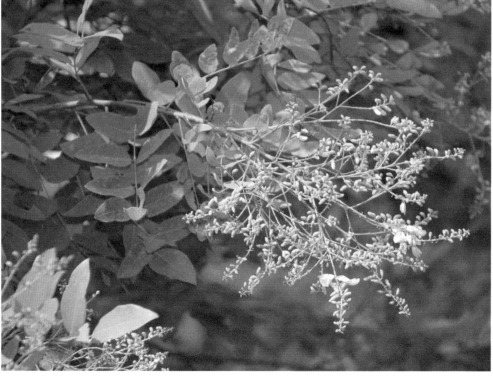

侧柏叶

别名 柏叶、丛柏叶、扁柏叶。

来源 为柏科植物侧柏 [*Platycladus orientalis* (L.) Franco] 的干燥枝梢及叶。

生境 生长于山地阳坡、半阳坡，以及轻盐碱地和沙地。全国大部分地区有产。

采收 多在夏、秋两季采收，阴干。

功用 苦、涩，寒。归肺、肝、脾经。凉血止血，化痰止咳，生发乌发。用于吐血，衄血，咯血，便血，崩漏下血，血热脱发，须发早白。

验方 ①脱发：鲜侧柏叶适量，浸入60%的乙醇中，7日后过滤取汁，涂搽头部，每日3次。②呕血：侧柏叶100克，生藕节500克，捣烂取汁，加白糖或冰糖10克，凉开水冲服。③老年慢性支气管炎：鲜侧柏叶、鲜垂柳叶、鲜栗叶各60克，水煎1小时以上，取药汁，每日1剂，分2次服用，10日为1个疗程，间隔2~3日，再服1个疗程。

快认指南

①常绿乔木，有时为灌木，高达20米。干直立，分枝很密，小枝扁平，为鳞片状绿叶所包，由中轴向两侧作羽状排列，成一平面。②叶细小，鳞片状，交互对生，除顶端外，紧贴茎着生，侧生叶中线隆起，腹背叶中线较平，各叶自中部以上均线状下凹。③雌雄同株，着生在上年小枝顶上；雄球花卵圆形，短柄；雌球花球形，无柄，淡褐色。④球果圆球形，直立，蓝绿色，被白粉，熟前肉质，成熟后变红褐色并木质化，开裂。种鳞8片，顶端及基部一对无种子，其余每片有种子1~2粒。种子卵状，栗褐色，无翅或有棱脊。⑤花期3~4月。

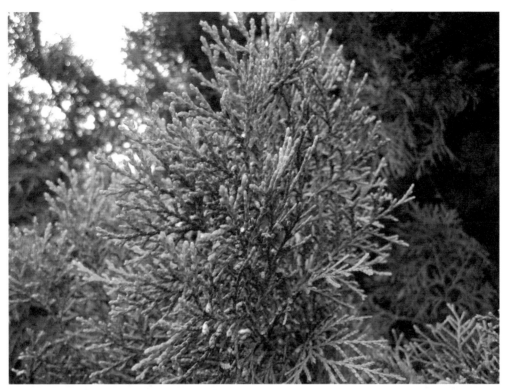

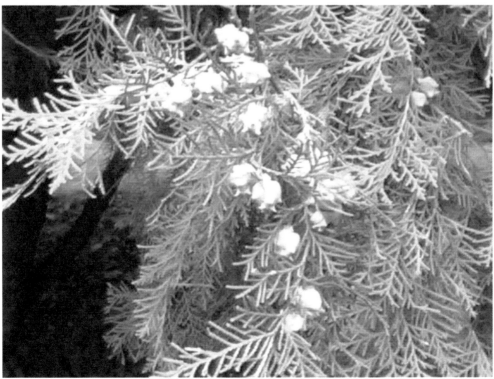

白茅根

别名 茅根、兰根、地筋、甜草根、茅草根、地节根。

来源 为禾本科植物白茅 [*Imperata cylindrica* Beauv. var. *major* (Nees) C. E. Hubb.] 的干燥根茎。

生境 生长于低山带沙质草甸、平原河岸草地、荒漠与海滨。全国各地均有产，以华北地区较多。

采收 春、秋两季采挖，洗净，晒干，除去须根及膜质叶鞘，捆成小把。

功用 甘，寒。归肺、胃、膀胱经。凉血止血，清热利尿。用于血热吐血，衄血，尿血，热病烦渴，湿热黄疸，水肿尿少，热淋涩痛，急性肾炎水肿。

验方 ①鼻出血：白茅花15克，猪鼻1个，将猪鼻切碎，与白茅花同炖1小时，饭后服。每日1次，连服3～5次。②跌打内伤出血：白茅根60克，板蓝根30克，水煎，加白糖15克调服。

快认指南

①多年生草本。根茎密生鳞片。秆丛生，直立，高30～90厘米，具2～3节，节上有长4～10毫米的柔毛。②叶多丛集基部，叶鞘无毛，或上部、边缘和鞘口具纤毛，老后破碎呈纤维状；叶舌干膜质，钝头，长约1毫米；叶片线形或线状披针形，先端渐尖，基部渐狭，根生叶长，几与植株相等，茎生叶较短。③圆锥花序柱状，分枝短缩密集；小穗披针形或长圆形，长3～4毫米，基部密生长10～15毫米的丝状柔毛，具长短不等的小穗柄。④颖果。⑤花期夏、秋两季。

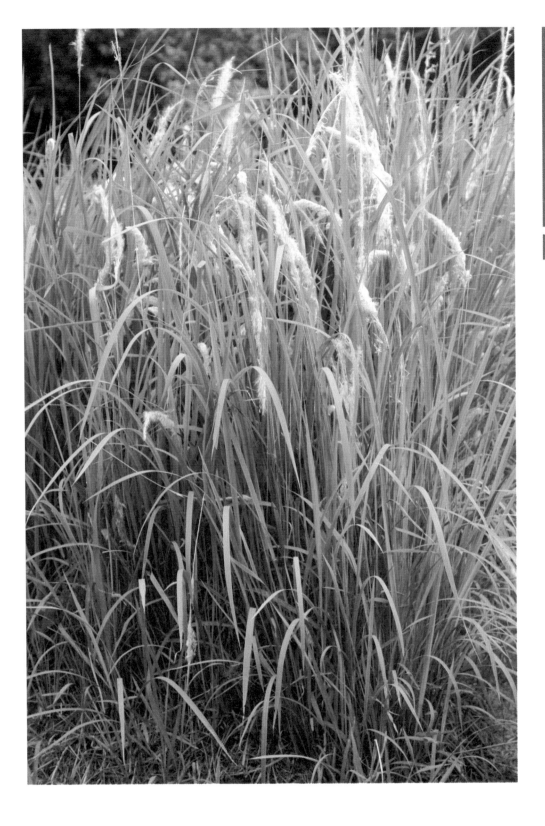

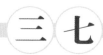

三七

别名 田三七、金不换、盘龙七、开化三七、人参三七。

来源 为五加科植物三七 [*Panax notoginseng* (Burk.) F. H. Chen] 的干燥根及根茎。

生境 生长于山坡丛林下。主产于云南、广西、贵州、四川等地。

采收 秋季花开前采挖，洗净，分开主根、支根及根茎，干燥。支根习称"筋条"，根茎习称"剪口"。

功用 甘、微苦，温。归肝、胃经。散瘀止血，消肿定痛。用于咯血，吐血，衄血，便血，崩漏，外伤出血，胸腹刺痛，跌打肿痛。

验方 ①咯血：三七粉0.5～1克，温开水冲服，每日2～3次。②外伤出血：三七研极细末外敷，加压包扎。③胃寒胃痛：三七10克，延胡索5克，干姜3克，水煎代茶饮。④慢性前列腺炎、阴部刺痛：三七粉3克，水煎服，每日2次。⑤冠心病：三七粉适量，每日3次，每次1克，温开水冲服，30日为1个疗程。⑥心绞痛：三七粉末，每日2次，每次6克，温开水冲服。⑦寻常疣：三七粉，每日3次，每次0.5～1克，连服20～30日。

快认指南

①多年生草本，高达60厘米。根茎短，茎直立，光滑无毛。②掌状复叶，具长柄，3～4片轮生于茎顶；小叶3～7，椭圆形或长圆状倒卵形，边缘有细锯齿。③伞形花序顶生，花序梗从茎顶中央抽出，花小，黄绿色。④核果浆果状，近肾形，熟时红色。⑤花期6～8月，果期8～10月。

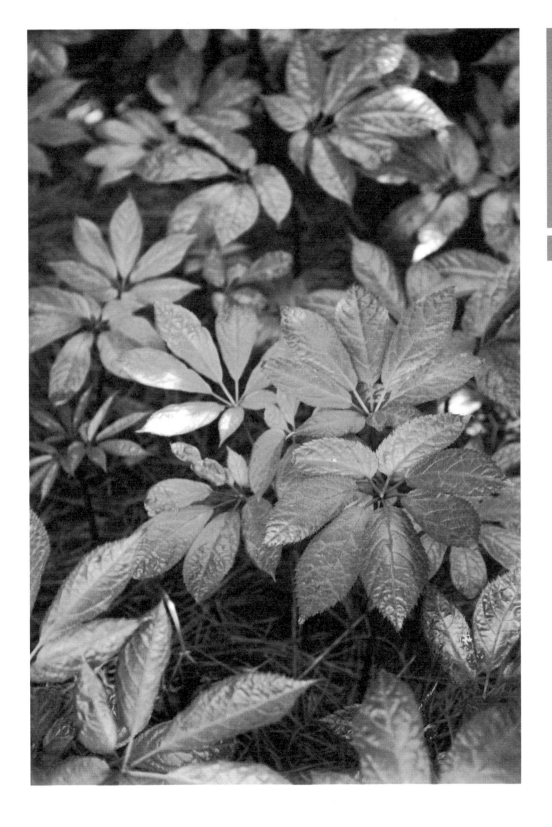

茜草

别名 金草、地血、茜根、四轮草、血见愁。

来源 为茜草科植物茜草 (*Rubia cordifolia* L.) 的干燥根及根茎。

生境 生长于山坡岩石旁或沟边草丛中。主产于安徽、河北、陕西、河南、山东等地。

采收 春、秋两季采挖，除去泥沙，干燥。

功用 苦，寒。归肝经。凉血，止血，祛瘀，通经。用于吐血，衄血，崩漏，外伤出血，经闭瘀阻，关节痹痛，跌打肿痛。

验方 ①吐血：茜草10克，研末，水煎，冷服。②痛经、经期不准：茜草15克，另配益母草和大枣各适量，水煎服。③软组织损伤：茜草200克，虎杖120克，用白布包煮20分钟，先浸洗，温后敷局部，冷后再加热使用，连续用药5~7日。④外伤出血：茜草适量，研细末，外敷伤处。⑤跌打损伤：茜草120克，白酒750毫升，将茜草置于白酒中浸泡7日，每次服30毫升，每日2次。⑥关节痛：茜草60克，猪蹄1节，水和黄酒各半，炖2小时，吃猪蹄喝汤。

快认指南

①多年生攀缘草本。根细长，圆柱形，多数丛生，外皮红褐色，折断面红色或淡红色。茎四棱形，中空，棱上生倒钩刺。②叶通常4片轮生，有长柄；叶片卵状心形或三角状卵形，长2~6厘米，宽1~4厘米，先端急尖，基部心形；全缘，基出脉5条，上面粗糙，下面中脉与柄上均有倒刺。③花小，淡黄白色，多数集成聚伞圆锥花序，腋生或顶生，花萼平截；花冠5裂；雄蕊5，着生在花冠管喉内；子房下位，2室，花柱上部2裂。④浆果肉质，双头状，2室，通常仅1室发育，熟时红色转黑。⑤花期夏季。

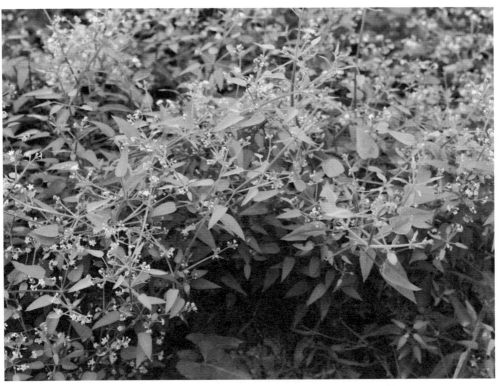

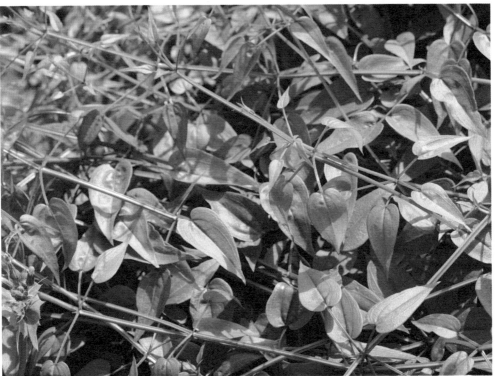

蒲 黄

别名 蒲花、蒲棒、蒲草黄、毛蜡烛、蒲厘花粉。

来源 为香蒲科植物水烛香蒲 (*Typha angustifolia* L.) 或同属植物的干燥花粉。

生境 生长于池、沼、浅水中。全国大部分地区有产。

采收 夏季采收蒲棒上部的黄色雄花序，晒干后碾轧，筛取花粉。剪取雄花后，晒干，成为带有雄花的花粉，即为草蒲黄。

功用 甘，平。归肝、心包经。止血，化瘀，通淋。用于吐血，衄血，咯血，崩漏，外伤出血，经闭痛经，脘腹刺痛，跌打肿痛，血淋涩痛。

验方 ①产后胸闷昏厥、恶露不下：蒲黄100克，红茶6克，用水煎，去渣用汁，每日1剂。②婴儿湿疹：蒲黄研末，鸡蛋、黄油调敷。③尿血（非器质性疾病引起的）：炒蒲黄15克，墨旱莲、白茅根各30克，水煎服。④经期腰痛：生蒲黄、桃仁、五灵脂、川芎、红花各9克，当归12克，炮姜炭1.5克，炙甘草3克，水煎服，每日1剂。

快认指南

水烛香蒲：①落叶灌木或小乔木，高1～5米。多分枝，具香味。小枝四棱形，绿色，被粗毛，老枝褐色，圆形。②掌状复叶，对生；小叶5，稀为3，中间1枚最大；叶片披针形或椭圆状披针形，基部楔形，边缘具粗锯齿，先端渐尖，表面绿色，背面淡绿色，通常被柔毛。③圆锥花序顶生，长10～20厘米；花萼钟状，先端5齿裂；花冠淡紫色，先端5裂，二唇形。④果实球形，黑色。⑤花、果期7～10月。

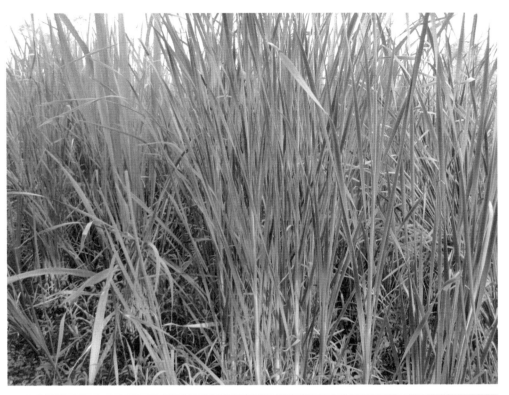

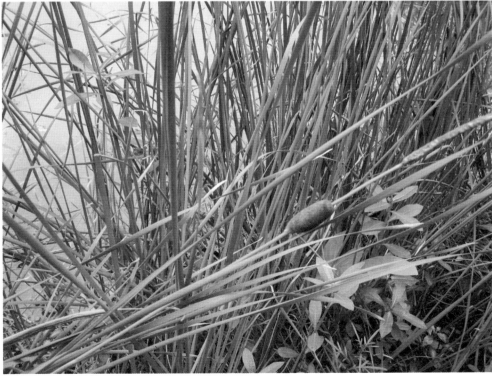

白及

别名 白芨、甘根、白给、白根、地螺丝。

来源 为兰科植物白及 [*Bletilla striata* (Thunb.) Reichb. f.] 的干燥块茎。

生境 生长于林下阴湿处或山坡草丛中。主产于贵州、四川、重庆、湖南、湖北、安徽、河南、浙江、陕西、云南、江西、甘肃、江苏、广东等地。

采收 夏、秋两季采挖，除去须根，洗净，置于沸水中煮或蒸至无白心，晒至半干，除去外皮，晒干。

功用 苦、甘、涩，微寒。归肺、肝、胃经。收敛止血，消肿生肌。用于咯血，吐血，外伤出血，疮疡肿毒，皮肤皲裂，肺结核咯血，溃疡病出血。

验方 ①心气疼痛：白及、石榴皮各5克，为末，炼蜜为丸，如黄豆大，每次3丸，艾醋汤下。②手足皲裂：白及适量，研末，水调覆盖皲裂处，勿进水。③跌打骨折：白及末10克，酒调服。④鼻血不止：以水调白及末涂鼻梁上低处，另取白及末5克，水冲服。

快认指南

①多年生草本，高30～60厘米。地下块茎扁圆形或不规则菱形，肉质，黄白色，生有多数须根，常数个并生，其上显有多个同心环形叶痕，形似"鸡眼"，又像"螺丝"。②叶3～6，披针形或广披针形，长15～40厘米，宽2.5～5厘米，先端渐尖，基部下延成鞘状，抱茎。③总状花序顶生，常有花3～8朵；苞片长圆状披针形，长2～3厘米；花淡紫红色，花瓣不整齐，其中有一较大者形如唇状，倒卵状长圆形，3浅裂，中裂片有皱纹，中央有褶片5条。④蒴果纺锤状，长约3.5厘米，有6条纵棱。⑤花期夏季。

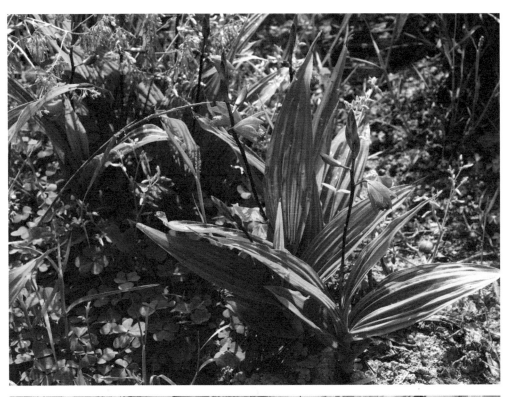

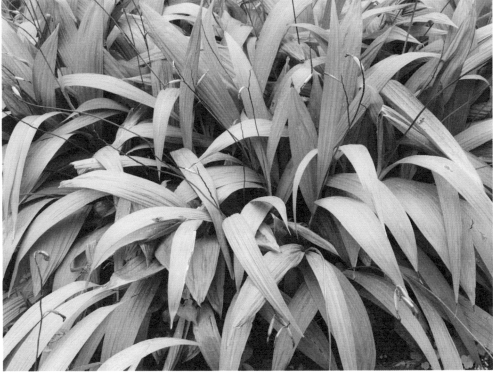

仙鹤草

别名 龙头草、刀口药、狼牙草、黄龙草、龙牙草。

来源 为蔷薇科植物龙牙草（*Agrimonia pilosa* Ledeb.）的干燥地上部分。

生境 生长于路旁、山坡或水边，也有栽培。我国南北各地均产。

采收 夏、秋两季茎叶茂盛时采割，除去杂质，干燥。

功用 苦、涩，平。归心、肝经。收敛止血，截疟，止痢，解毒。用于咯血，吐血，崩漏下血，疟疾，血痢，脱力劳伤，痈肿疮毒，阴痒带下。

验方 ①细菌性痢疾：仙鹤草40克，地锦草30克，水煎，脓多加红糖，血多加白糖，分3次服用。②妇女阴痒：仙鹤草60克，苦参30克，蛇床子10克，枯矾6克，每日1剂，煎汤外洗2次。③小儿多汗症：仙鹤草30～50克，大枣5～10枚，水煎，取煎汁频饮，每日1剂，7日为1个疗程。④鼻出血或牙龈出血：仙鹤草、白茅根各15克，焦栀子9克，水煎服。⑤滴虫性阴道炎：仙鹤草鲜品200克（干品100克），煎汁外洗，每晚1次。

快认指南

①多年生草本，高30～90厘米，全株具白色长毛。根茎横走，圆柱形，秋末自先端生一圆锥形向上弯曲的白色冬芽。茎直立。②奇数羽状复叶互生，小叶大小不等，间隔排列，卵圆形至倒卵形，托叶卵形，叶缘齿裂。③穗状花序顶生或腋生，花小，黄色，萼筒外面有槽并有毛，顶端生一圈钩状刺毛。④瘦果倒圆锥形，萼裂片宿存。

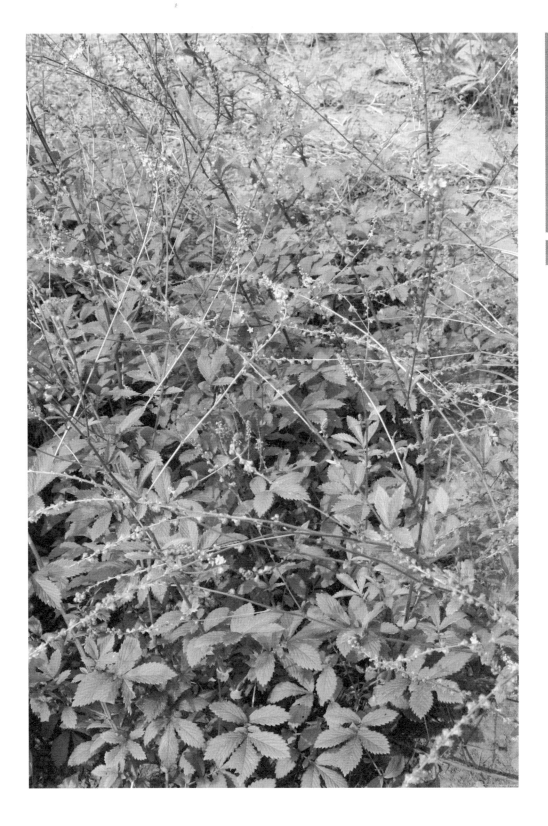

川芎

别名 香果、台芎、西芎、杜芎。

来源 为伞形科植物川芎 (*Ligusticum chuanxiong* Hort.) 的干燥根茎。

生境 生长于向阳山坡或半向阳山的荒地或水边，以及土质肥沃、排水良好的沙壤土。主产于四川。

采收 夏季当茎上的节盘显著突出，并略带紫色时采挖，除去泥沙，晒后烘干，再去须根。

功用 辛，温。归肝、胆、心包经。活血行气，祛风止痛。用于月经不调，经闭痛经，症瘕腹痛，胸胁刺痛，跌打肿痛，头痛，风湿痹痛。

验方 ①风热头痛：川芎5克，茶叶10克，水1盅，煎五分，食前热服。②晚期宫颈癌：川芎、柴胡、当归、白果、白芍、椿皮、熟地黄各6克，水煎服，每日1剂。③急性乳腺炎：川芎、麻黄、甘草各9克，加水400毫升，煎至200毫升，每日4次，1～2剂为1个疗程。切不可一次服完，以免发汗过多。

快认指南

①多年生草本，高30～60厘米，根状茎呈不规则的结节状拳形，结节顶端有茎基团块，外皮黄褐色，有香气。茎常数个丛生，直立，上部分枝，节间中空，下部的节明显膨大成盘状，易生根。②叶互生，二至三回羽状复叶，叶柄基部扩大抱茎，小叶3～5对，边缘成不整齐羽状全裂或深裂，裂片细小，两面无毛，仅脉上有短柔毛。③复伞形花序顶生，伞梗数十条，小伞梗细短，多数，顶端着生白色小花；花萼5，条形，有短柔毛；花瓣5，椭圆形，先端全缘，中央有短尖突起，向内弯曲；雄蕊5，伸出花瓣外，子房下位。④双悬果卵圆形，5棱，有窄翅，背棱中有油管1个，侧棱中有2个，结合面有4个。⑤花期夏季。

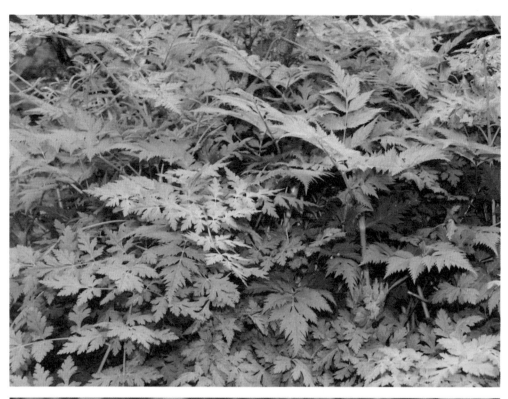

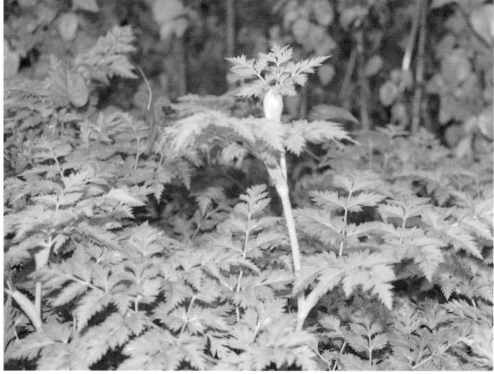

延 胡 索

别名　延胡、元胡、玄胡索、元胡索。

来源　为罂粟科植物延胡索 (*Corydalis yanhusuo* W. T. Wang) 的干燥块茎。

生境　生长于稀疏林、山地、树林边缘的草丛中。主产于浙江、江苏、湖北、湖南等地。多为栽培。

采收　夏初茎叶枯萎时采挖，除去须根，洗净，置于沸水中煮至恰无白心时，取出，晒干。

功用　辛、苦，温。归肝、脾经。活血，行气，止痛。用于胸胁、脘腹疼痛，胸痹心痛，经闭痛经，产后瘀阻，跌打肿痛。

验方　①尿血（非器质性疾病引起的）：延胡索50克，芒硝37.5克，共研为末，每次20克，水煎服。②产后恶露不尽、腹内痛：延胡索末5克，以温酒调下。

快认指南

　　①一年生草本，高18～40厘米，无毛或被稀疏短柔毛，分枝或不分枝。②叶互生；叶片革质，狭卵形，先端急尖，基部极斜，一侧近楔形，另一侧近耳形，全缘，疏被短伏毛或无毛，每侧侧脉5～8条，或8～13条；叶柄长0.5～1.5厘米，无毛。③顶生花序，具花多数，长3～12厘米；花序轴上部及花梗被极短的伏毛，花梗长1～3毫米；线形苞片，长2.5～3毫米，无毛，一般带蓝色；花萼带蓝色，长约5.5毫米，5浅裂，仅裂片边缘被短柔毛；花冠蓝紫色，长约10毫米，一般无毛，仅在内面口部突起处有短毛。④蒴果椭圆球形，长约4毫米。种子长椭圆球形，长约0.3毫米。⑤花期7～10月。

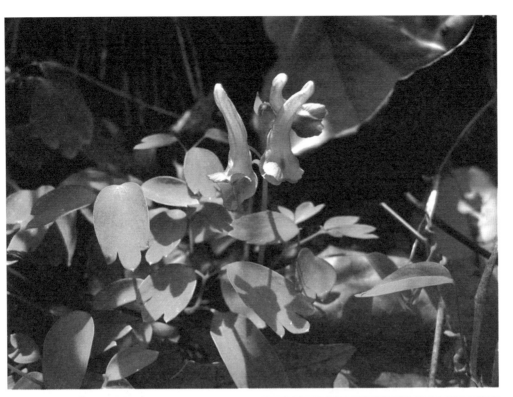

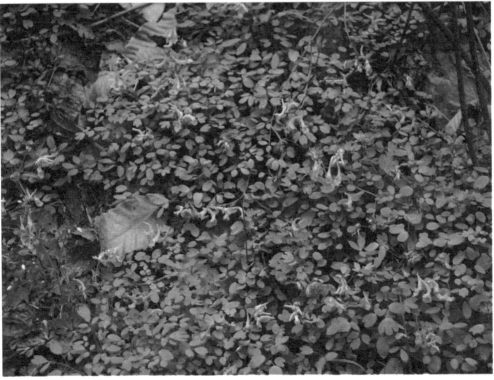

郁 金

别名 黄郁、黄姜、玉金、温郁金、广郁金、白丝郁金、黄丝郁金。

来源 为姜科植物温郁金 (*Curcuma wenyujin* Y. H. Chen et C. Ling)、姜黄 (*Curcuma longa* L.)、广西莪术 (*Curcuma kwangsiensis* S. G. Lee et C. F. Liang) 或蓬莪术 (*Curcuma phaeocaulis* Val.) 的干燥块根。

生境 生长于林下或栽培。多为人工栽培。主产于浙江、四川、江苏、福建、广西、广东、云南等地。

采收 冬季茎叶枯萎后采挖，除去泥沙及细根，蒸或煮至透心，干燥。

功用 辛、苦，寒。归肝、心、肺经。活血止痛，行气化瘀，清心解郁，利胆退黄。用于经闭痛经，胸腹胀痛、刺痛，热病神昏，癫痫发狂，黄疸尿赤，血热尿赤，乳房胀痛。

验方 ①鼻血、吐血：郁金10克，研为细末，水冲服。②尿血（非器质性疾病引起的）：郁金50克，葱白1把，水煎温服，每日3次。

快认指南

郁金：①多年生草本。鳞茎卵形，长约2厘米，外层具淡黄色纤维状皮膜，内面顶端和基部仅少数伏毛。②叶3～4片基出；叶片条状披针形至卵状披针形，长10～21厘米，宽1～6.5厘米。③花单朵顶生，直立，长5～7.5厘米，大而艳丽，无苞片；花葶长35～55厘米；花瓣6片，外轮披针形至椭圆形，内轮倒卵形，鲜黄色或紫红色，带黄色条纹和斑点；雄蕊6，离生，花药着生于基部，花丝基部宽阔，无毛；雌蕊长1.7～2.5厘米，子房长圆形，3室，花柱3裂至基部，反卷。④蒴果，3室，室背开裂。种子多数，扁平。⑤花期4～5月。

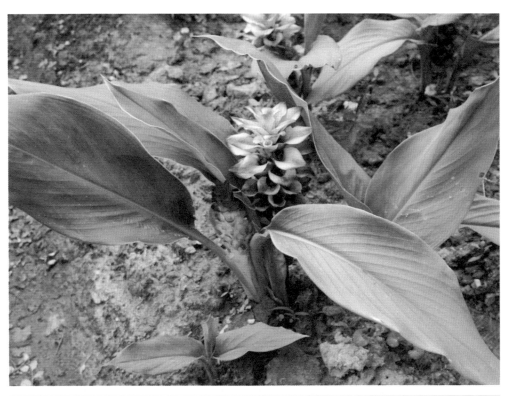

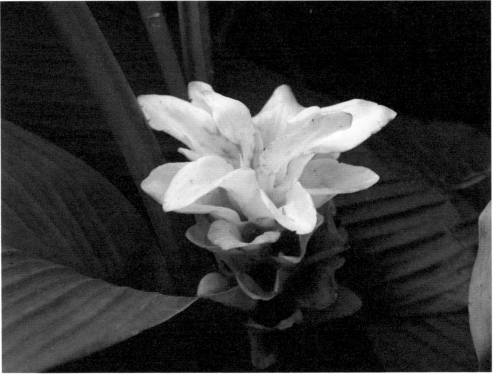

姜黄

别名 黄姜、宝鼎香、毛姜黄、片姜黄、黄丝玉金。

来源 为姜科植物姜黄 (*Curcuma longa* L.) 的干燥根茎。

生境 生长于排水良好、土层深厚、疏松肥沃的沙质壤土。主产于四川、福建、广东、广西、云南等地。

采收 冬季茎叶枯萎时采挖，洗净，煮或蒸至透心，晒干，除去须根。

功用 辛、苦，温。归脾、肝经。破血行气，通经止痛。用于胸胁刺痛，胸痹心痛，痛经闭经，症瘕，风湿肩臂疼痛，跌打肿痛。

验方 ①诸疮癣初生时痛痒：姜黄适量，外敷。②胃炎，胆管炎症，腹胀闷、疼痛，呕吐，黄疸：姜黄、广郁金、绵茵陈各7.5克，黄连0.6克，肉桂0.3克，延胡索6克，水煎服。③经水先期而至、血涩少：姜黄、当归、赤芍、熟地黄、川芎、黄芩、牡丹皮、延胡索、香附（制）各等份，水煎服。

快认指南

①多年生草本，高约1米。根状茎粗短，圆柱状，分枝块状，丛聚呈指状或蛹状，芳香，断面鲜黄色；根粗壮，从根状茎生出，其末端膨大形成纺锤形的块根。②叶基生，二列；叶柄约与叶片等长，下部鞘状；叶片长椭圆形，长25～40厘米，宽10～20厘米，先端渐尖，基部渐窄，两面无毛。③花葶从营养枝的近旁抽出，穗状花序直立，长10～15厘米，总梗长约13厘米，花序肉质多汁；苞片绿色，上部带淡红色渲染，卵形，长3～4厘米，斜上升；花淡黄色，与苞片近等长，不外露。④蒴果球形，膜质，熟时3瓣裂。⑤花期秋季。

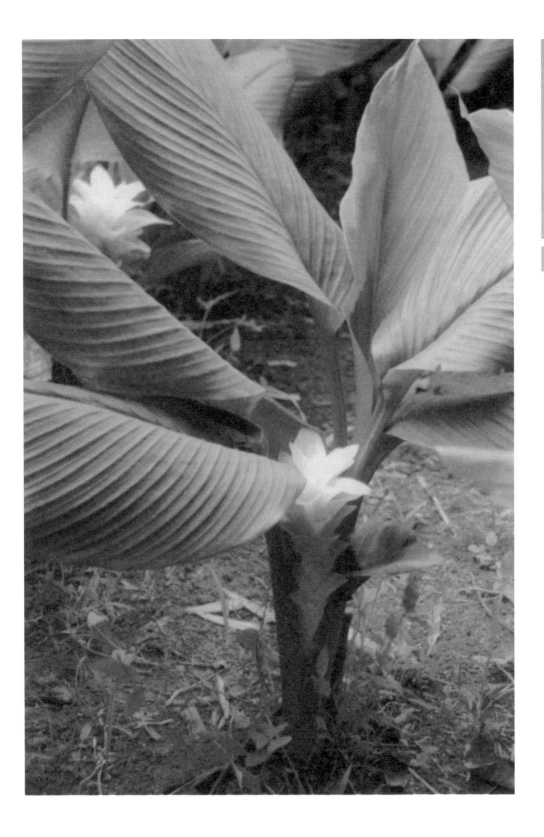

夏天无

别名 落水珠、夏无踪、野延胡、一粒金丹、伏地延胡索。

来源 为罂粟科植物伏生紫堇 [*Corydalis decumbens* (Thunb.) Pers.] 的干燥块茎。

生境 生长于土层疏松肥沃、富含腐殖质、排水良好的壤土。主产于江西、浙江等地。

采收 春季或初夏出苗后采挖，除去茎、叶及须根，洗净，干燥。

功用 苦、微辛，温。归肝经。活血止痛，舒筋活络，祛风除湿。用于中风偏瘫，头痛，跌打损伤，风湿性关节炎，坐骨神经痛，腰腿疼痛。

验方 ①腰肌劳损：夏天无全草25克，水煎服。②风湿性关节炎：夏天无适量，研为末，每次服15克，每日2次。③各型高血压：夏天无、钩藤、桑白皮、夏枯草各等份，水煎服，或夏天无研末，每次2～4克，水煎服。④高血压、脑瘤或脑栓塞所致偏瘫：鲜夏天无捣烂，每次大粒4～5粒，小粒8～9粒，每日1～3次，米酒或开水送服，连服3～12个月。

快认指南

①多年生草本，高约35厘米，全体光滑无毛。块茎近球形，直径0.5～1厘米，表面黑褐色，着生少数须根。茎柔弱，稀疏丛生，直立，不分枝。②基生叶2～5片，具长柄；叶片二回三出全裂，小裂片倒披针形或窄长倒卵形，先端圆钝，有突尖，基部渐窄成长柄，全缘；茎生叶2片，互生，较小，一至二回三出分裂，无柄或近无柄，形似3叶生长于茎的1个节上。③总状花序顶生，苞片卵形或宽披针形；花冠淡紫红色，管状唇形，一方开口，一方成距，在花梗上横向水平着生。④蒴果线形，成熟后2瓣开裂。种子细小。⑤花期4月。

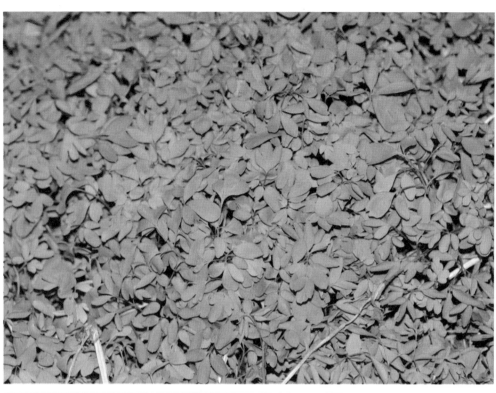

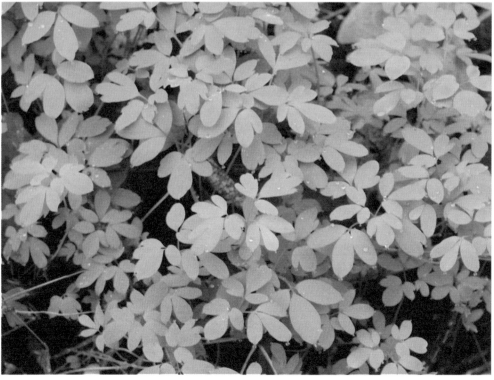

丹参

别名　山参、赤参、红根、活血根、紫丹参。

来源　为唇形科植物丹参 (*Salvia miltiorrhiza* Bge.) 的干燥根及根茎。

生境　生长于气候温暖湿润、日照充足的地方。主产于安徽、江苏、山东、河北、四川等地。

采收　春、秋两季采挖，除去泥沙，干燥。

功用　苦，微寒。归心、肝经。活血祛瘀，通经止痛，清心除烦，凉血消痈。用于胸痹心痛，脘腹胁痛，月经不调，痛经经闭，症瘕积聚，热痹疼痛，疮疡肿痛，心烦不眠。

验方　①月经不调：丹参适量，研粉，每次6克。②血瘀经闭、痛经：丹参60克，月季花、红花各15克，以白酒500毫升浸渍，每次饮1～2小杯。

快认指南

　　①多年生草本，高30～100厘米，全株密被淡黄色柔毛及腺毛。根细长，圆柱形，长10～25厘米，直径0.8～1.5厘米，外皮土红色。茎四棱形，上部分枝。②叶对生，奇数羽状复叶，小叶通常5片，有时3或7片，顶端小叶片最大，侧生小叶较小，具短柄或无柄；小叶片卵圆形至宽卵圆形，长2～7厘米，宽0.8～5厘米，先端急尖或渐尖，基部斜圆形，边缘有圆齿，两面密被白色柔毛。③轮伞花序顶生和腋生，每轮有花3～10朵，多轮排成疏离的总状花序；花萼略成钟状，紫色；花冠二唇形，蓝紫色，长约2.5厘米，上唇直立，略呈镰刀状，先端微裂，下唇较上唇短，先端3裂，中央裂片较两侧裂片长且大，又作2浅裂；发育雄蕊2个，伸出花冠管外而盖于上唇之下，退化雄蕊2个，着生于上唇喉部的两侧，花药退化成花瓣状，花盘基生，一侧膨大；子房上位，4深裂，花柱较雄蕊长，柱头2裂，裂片不相等。④小坚果长圆形，熟时暗棕色或黑色，包于宿萼中。⑤花期夏季。

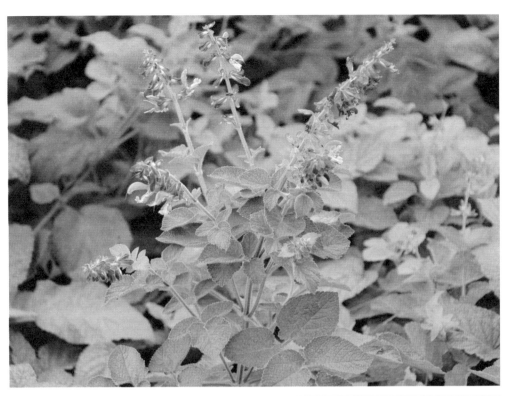

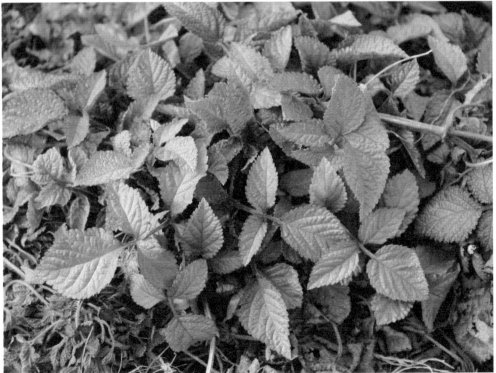

红花

别名 红蓝花、草红花、刺红花、杜红花、金红花。

来源 为菊科植物红花 (*Carthamus tinctorius* L.) 的干燥花。

生境 生长于向阳、地热高燥、土层深厚、中等肥力、排水良好的沙质土壤。全国各地均有栽培。

采收 夏季花由黄变红时采摘，阴干或晒干。

功用 辛，温。归心、肝经。活血通经，散瘀止痛。用于经闭，痛经，恶露不行，症瘕痞块，胸痹心痛，瘀滞腹痛，胸胁刺痛，跌打损伤，疮疡肿痛。

验方 ①关节炎肿痛：红花适量炒后研末，加入等量的地瓜粉，盐水或烧酒调敷患处。②产后腹痛：红花、川芎、炙甘草、炮姜各10克，桃仁、蒲黄（包煎）各15克，五灵脂（包煎）20克，水煎服。

快认指南

①一年生草本，高30~100厘米，全株光滑无毛。茎直立，上部有分枝。②叶互生，几无柄，抱茎，长椭圆形或卵状披针形，长4~9厘米，宽1~3.5厘米，先端尖，基部渐窄，边缘有不规则的锐锯齿，齿端有刺；上部叶渐小，呈苞片状，围绕头状花序。③头状花序顶生，直径3~4厘米；总苞近球形，总苞片多层，外侧2~3层披针形，上部边缘有不等长锐刺；内侧数层卵形，边缘为白色透明膜质，无刺；最内列为条形，鳞片状透明薄膜质；花托扁平。花两性，全为管状花，长2~2.5厘米，有香气，先端5深裂，裂片条形，初开放时为黄色，渐变橘红色，成熟时变成深红色；雄蕊5，合生成管状，位于花冠口上，基部箭形，花丝线形；雌蕊1，伸出于花药之上；子房下位，花柱细长，丝状，柱头2裂，裂片舌状。④瘦果类白色，卵形，无冠毛。⑤花期夏季。

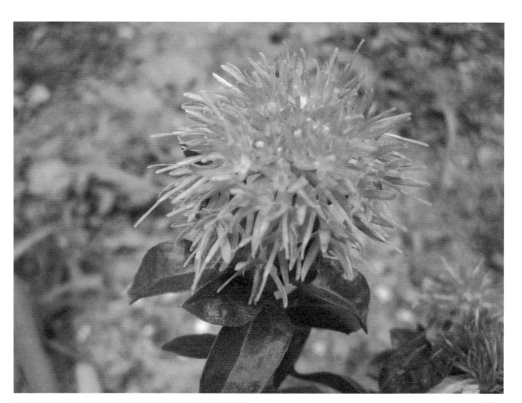

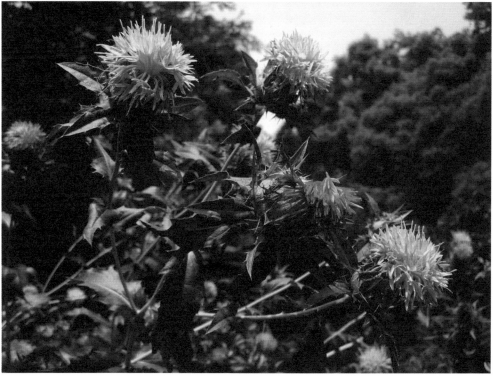

活血化瘀药·活血调经

395

益 母 草

别名 益母、坤草、茺蔚、野天麻、益母蒿、地母草。

来源 为唇形科植物益母草 (*Leonurus japonicus* Houtt.) 的新鲜或干燥地上部分。

生境 生长于山野荒地、田埂、草地等。产于全国大部分地区。

采收 鲜品春季幼苗期至初夏花前期采割；干品夏季茎叶茂盛、花未开或初开时采割，晒干，或切段晒干。

功用 苦、辛，微寒。归肝、心包、膀胱经。活血调经，利尿消肿，清热解毒。用于月经不调，痛经经闭，恶露不尽，水肿尿少，急性肾炎水肿。

验方 ①痛经：益母草30克，香附9克，水煎，冲酒服。②闭经：益母草90克，橙子30克，红糖50克，水煎服。③功能失调性子宫出血：益母草50克，香附15克，鸡蛋2个，加水煮熟，再去壳煮10分钟，去药渣，吃蛋饮汤，每日1次。④产后腹痛：益母草50克，生姜30克，大枣20克，红糖15克，加水煎服。

快认指南

①一年生或二年生草本，高60～100厘米。茎直立，单一或有分枝，四棱形，微有毛。②叶对生，叶形多种；基出叶开花时已枯萎，有长柄，叶片近圆形，直径4～8厘米，缘有5～9浅裂，每裂片有2～3钝齿；中部茎生叶3全裂，裂片近披针形，中央裂片常再3裂，侧片1～2裂；上部叶不裂，条形，两面均被短柔毛。③花多数，在叶腋中集成轮伞；花萼钟形，先端有5个长尖齿；花冠唇形，淡红色或紫红色，长9～12毫米，上、下唇近等长，花冠外被长茸毛，尤以上唇为多；雄蕊4，二强。④小坚果熟时黑褐色，三棱形。⑤花期6～8月。

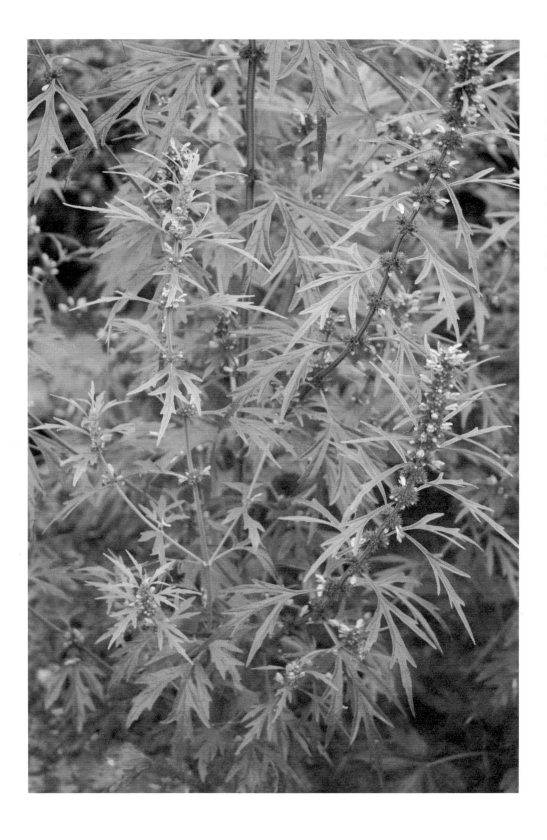

泽 兰

别名 虎兰、虎蒲、风药、地石蚕、蛇王草、地瓜儿苗。

来源 为唇形科植物毛叶地瓜儿苗 (*Lycopus lucidus* Turcz. var. *hirtus* Regel) 的干燥地上部分。

生境 生长于沼泽地、水边；有栽培。产于全国大部分地区。

采收 夏、秋两季茎叶茂盛时采割，晒干。

功用 苦、辛，微温。归肝、脾经。活血调经，祛瘀消痈，行水消肿。用于月经不调，经闭，痛经，产后瘀血腹痛，疮痈肿痛，水肿腹水。

验方 ①产后四肢浮肿：泽兰叶、防己各3克，共研为末，温酒调服。②经期腰痛：泽兰叶30~60克，水煎，加适量红糖，每日1剂，分2次煎服。③闭经：泽兰、熟地黄、益母草各30克，赤芍10克，当归、香附各9克，水煎服，每日2剂。④产后瘀血腹痛：泽兰30克，赤芍10克，当归、没药、乳香、桃仁各9克，红花6克，水煎服，每日1剂。

快认指南

①多年生草本，高40~100厘米，根状茎横走，稍肥厚肉质，白色，节上生须根。茎通常单一，少分枝，有四棱，中空，绿色、绿紫色或紫色，节上有毛丛。②叶交互对生，近于无柄；披针形，长4.5~11厘米，宽0.8~3.5厘米，先端渐尖，边缘有粗锐齿，下面密生腺点。③轮伞花序，腋生；花小，花萼5深裂，花冠二唇形，白色，能育雄蕊2，退化雄蕊无花药。④小坚果扁平，暗褐色，包于宿萼中。⑤花期7~8月。

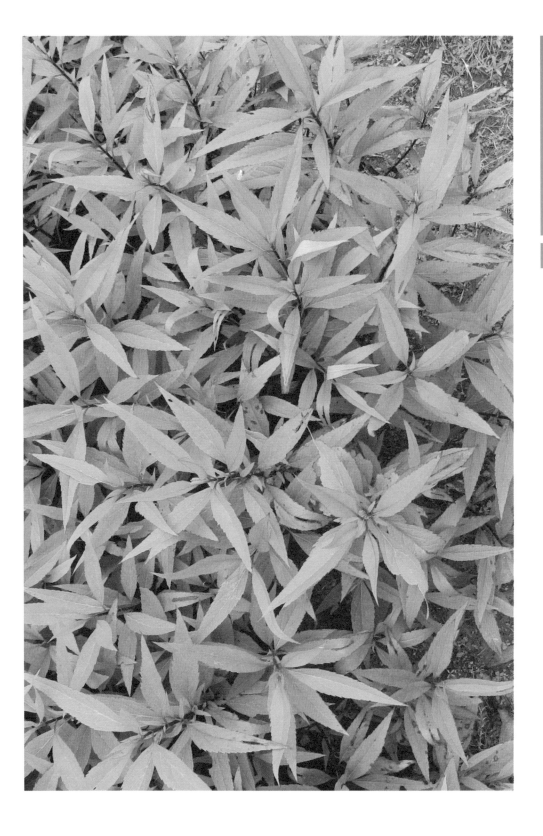

川牛膝

别名 牛膝、甜牛膝、大牛膝、拐牛膝、白牛膝、天全牛膝。

来源 为苋科植物川牛膝 (*Cyathula officinalis* Kuan) 的干燥根。

生境 生长于林缘、草丛中或栽培。主产于四川、云南、贵州等地。

采收 秋、冬两季采挖，除去芦头、须根及泥沙，烘或晒至半干，堆放回润，再烘干或晒干。

功用 甘、微苦，平。归肝、肾经。逐瘀通经，通利关节，利尿通淋。用于关节痹痛，尿血血淋，跌打损伤。

验方 ①高血压：川牛膝20克，牡丹皮、桃仁、当归、川芎、生龙骨、生牡蛎各15克，车前子10克，煎汤服用。②腰腿痛：川牛膝、续断、杜仲各10克，水煎服，每日1剂。③骨髓炎：川牛膝、紫花地丁各20克，黄芪20~30克，土茯苓、丹参各30克，金银花、山药各25克，蒲公英45克，当归、骨碎补各12克，黄柏10克，水煎服，每日1剂，连服10~20剂。④牙痛：川牛膝、生石膏、生地黄、赭石各50克，甘草10克，水煎2次，混合后分上、下午服，每日1剂。

快认指南

①多年生直立草本，高40~100厘米。枝由节部对生，亦近四棱形，具条纹或沟纹。②叶对生，有柄，叶片椭圆形或长椭圆形，上面深绿色，密生倒伏糙毛，下面灰绿色，密生长柔毛。③多数绿白色小花顶生或腋生，密集成圆头状，雄蕊与退化雄蕊的基部连合成鞘状，膜质。④胞果长椭圆形，略压扁，暗灰色。种子卵形，赤褐色。⑤花期秋季。

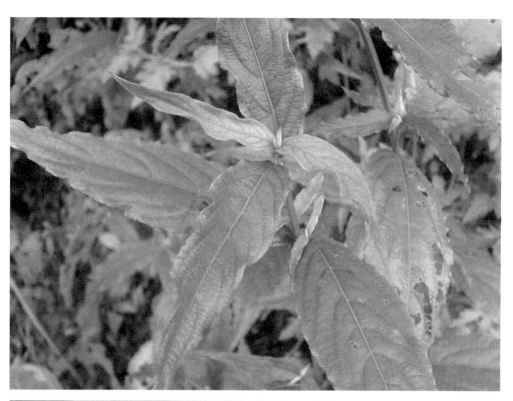

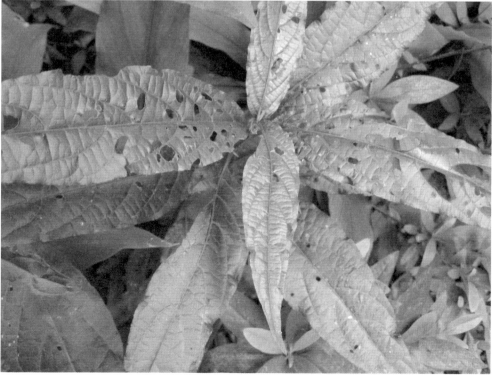

鸡血藤

别名 红藤、血风藤、大血藤、活血藤、血龙藤。

来源 为豆科植物密花豆 (*Spatholobus suberectus* Dunn) 的干燥藤茎。

生境 生长于灌木丛中或山野间。主产于广西等地。

采收 秋、冬两季采收，除去枝叶，切片，晒干。

功用 苦、甘，温。归肝、肾经。补血活血，调经止痛，舒筋活络。用于月经不调，痛经，经闭，血虚萎黄，麻木瘫痪，风湿痹痛。

验方 ①手脚痛：鸡血藤100克，水煎服。②贫血：鸡血藤、土党参各30克，水煎服。③风湿性关节炎：鸡血藤、老鹳草各15克，忍冬藤30克，豨莶草、白薇各12克，水煎服。④腰痛：鸡血藤、伸筋草各9克，水煎服。⑤贫血：鸡血藤30克，水煎服，或熬膏服。⑥白细胞减少症：鸡血藤、黄芪各15克，大枣10枚，水煎服。⑦血虚血瘀月经不调、痛经，闭经：鸡血藤、当归、熟地黄各15克，川芎、香附各10克，水煎服。⑧中风后遗症手足痿弱、偏瘫：鸡血藤30克，黄芪15克，丹参、地龙干、赤芍各12克，水煎服。

快认指南

①木质大藤本，长达数十米，老茎扁圆柱形，稍扭转。②三出复叶互生，有长柄，小叶宽卵形，先端短，尾尖，基部圆形或浅心形，背脉腋间常有黄色簇毛，小托叶针状。③大型圆锥花序腋生或生于小枝顶端。花近无柄，单生或2~3朵簇生于花序轴的节上成穗状，花萼肉质筒状，被白毛，蝶形花冠白色，肉质。④荚果扁平，刀状，长8~10.5厘米，宽2.5~3厘米。

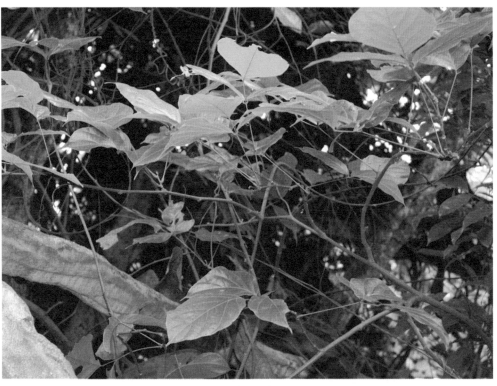

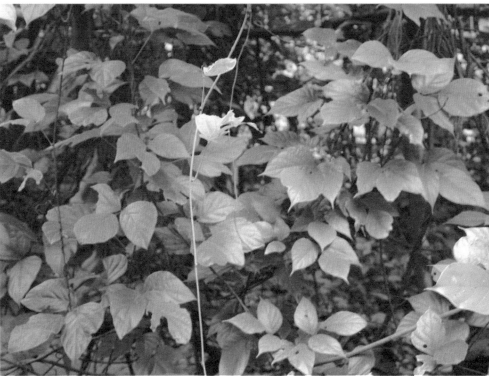

王不留行

别名 奶米、大麦牛、不母留、王母牛。

来源 为石竹科植物麦蓝菜 [*Vaccaria segetalis* (Neck.) Garcke] 的干燥成熟种子。

生境 生长于山地、路旁及田间。主产于河北。

采收 夏季果实成熟、果皮尚未开裂时采割植株，晒干，打下种子，除去杂质，再晒干。

功用 苦，平。归肝、胃经。活血通经，下乳消肿，利尿通淋。用于乳汁不下，经闭，痛经，乳痈肿痛，淋证涩痛。

验方 ①急性乳腺炎：王不留行25克，蒲公英50克，每日1剂，水煎，分2次服用。②血栓性脉管炎：王不留行、茯苓、茜草、丹参各12克，黄柏、土鳖虫各6克，木瓜、青风藤、川牛膝各9克，薏苡仁20克，水煎服，每日1剂，每日2次。③产后缺乳：王不留行15克，猪蹄1只，穿山甲9克，通草10克，加水炖服。

快认指南

①一年生或二年生草本，高30～70厘米，全株无毛。茎直立，节略膨大。②叶对生，卵状椭圆形至卵状披针形，基部稍连合抱茎，无柄。③聚伞花序顶生，下有鳞状苞片2枚；花瓣粉红色，倒卵形，先端具不整齐小齿，基部具长爪。④蒴果卵形，包于宿萼内，成熟后，先端十字开裂。

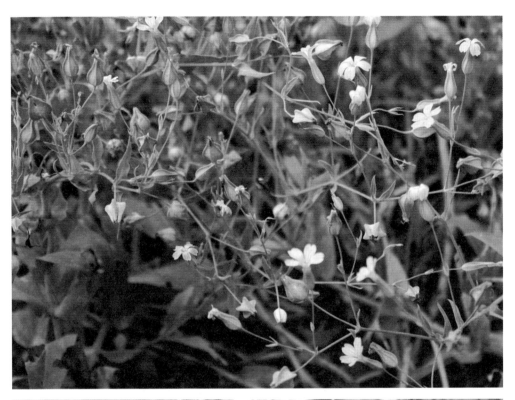

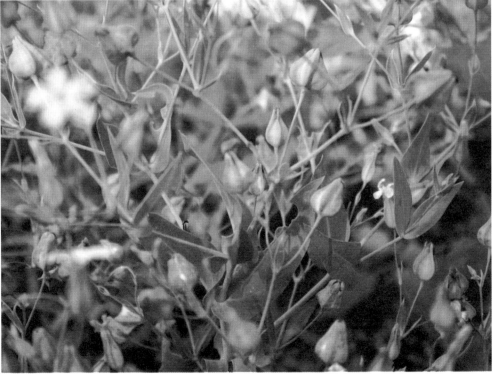

凌霄花

别名 追罗、紫葳花、堕胎花、吊墙花、藤萝草、上树龙。

来源 为紫葳科植物美洲凌霄 [*Campsis radicans* (L.) Seem.]或凌霄 [*Campsis grandiflora* (Thunb.) K. Schum.] 的干燥花。

生境 生长于墙根、树旁、竹篱边。多为野生，也有栽培。主产于江苏、浙江、江西、湖北等地。

采收 夏、秋两季花盛开时采收，干燥。

功用 甘、酸，寒。归肝、心包经。活血通经，凉血祛风。用于月经不调，经闭症瘕，产后乳肿，风疹发红，皮肤瘙痒，痤疮。

验方 ①皮肤湿癣：凌霄花、白矾、雄黄各9克，黄连、天南星、羊蹄根各10克，研细末，用水调匀外搽患处，每日3次。②瘀血阻滞、月经闭止、发热腹胀：凌霄花、牡丹皮、桃仁各9克，赤芍15克，红花6克，当归10克，水煎服，每日1剂。③血热风盛的周身痒症：凌霄花9克，水煎服。④闭经：凌霄花为末，每次10克，食前温酒下。⑤便血：凌霄花适量，浸酒饮服。

快认指南

凌霄：①落叶木质攀缘藤本，高达10米，具攀缘气根。②奇数羽状复叶对生；小叶7～9片，顶端小叶较大，卵形至卵状披针形，长4～9厘米，宽2～4厘米，先端渐尖，基部不对称，边缘有锯齿，两面平滑无毛。③由三出聚伞花序集成顶生的圆锥花序，花稀疏；花萼5裂至中部，裂片披针形，微弯曲，表面有凸起的纵棱5条；花冠大，直径约7厘米，漏斗状钟形，鲜红色；雄蕊4，弯曲，2长2短，花药"个"字形着生；子房卵圆形。④蒴果细长，先端钝，具子房柄。种子两端具大而薄的翅。⑤花期夏季。

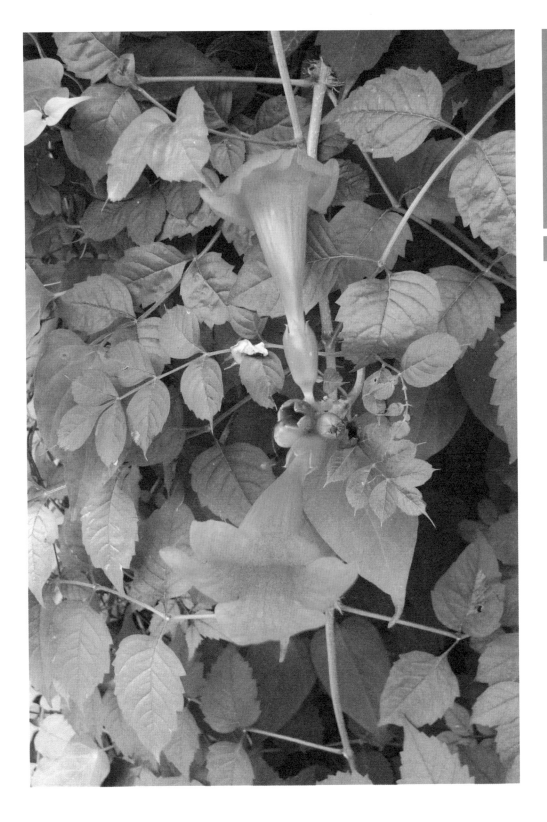

马钱子

别名　苦实、马前子、番木鳖。

来源　为马钱科植物马钱 (*Strychnos nux-vomica* L.) 的干燥成熟种子。

生境　生长于山地林中。主产于福建、台湾、广东、广西、云南等地。

采收　冬季采收成熟果实，取出种子，晒干。

功用　苦，温；有大毒。归肝、脾经。通络止痛，散结消肿。用于风湿顽痹，骨折肿痛，麻木瘫痪，跌打损伤，痈疽疮毒，小儿麻痹后遗症，类风湿关节痛。

验方　①喉炎肿痛：马钱子、青木香、山豆根各等份，为末，吹入喉中。②面神经麻痹：马钱子适量，湿润后切成薄片，6克可切18～24片，排列于橡皮膏上，贴敷于患侧面部（向左歪贴右，向右歪贴左），7～10日调换一张，至恢复正常为止。

快认指南

①乔木，高10～13米。树皮灰色，具皮孔，枝光滑。②叶对生，叶片草质，广卵形或近圆形，先端急尖或微凹，基部广楔形或圆形，全缘，两面均光滑无毛，有光泽，在背面凸起，两侧者较短，不达叶端，细脉呈不规则的网状，在叶的两面均明显；叶腋有短卷须。③聚伞花序顶生枝端，被短柔毛；总苞片及小苞片均小，三角形，先端尖，被短柔毛；花白色，几无梗，花萼绿色，先端5裂，被短柔毛；花冠筒状，先端5裂，裂片卵形，内面密生短毛；雄蕊5，花药黄色，椭圆形，无花丝；子房卵形，光滑无毛，花柱细长，柱头头状。④浆果球形，幼时绿色，成熟时橙色，表面光滑。种子3～5粒或更多，圆盘形，表面灰黄色，密被银色茸毛。⑤花期春、夏季，果期8月至翌年1月。

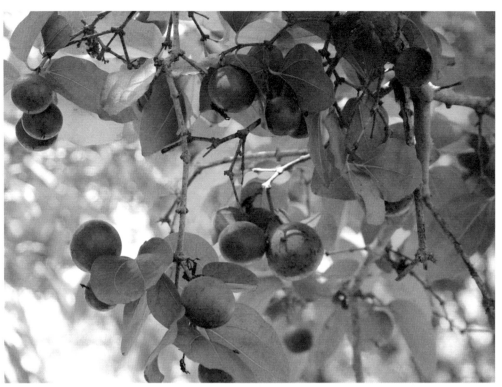

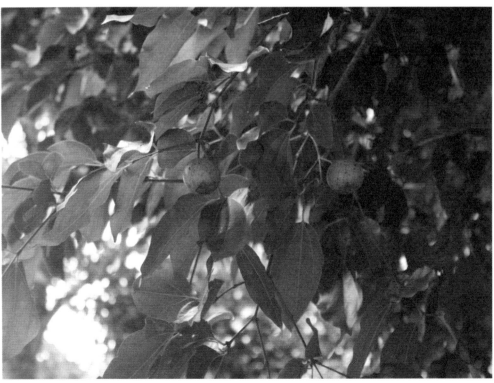

自 然 铜

别名 石髓铅、方块铜。

来源 为硫化物类矿物黄铁矿族黄铁矿，主含二硫化铁（FeS_2）。

生境 主产于四川、广东、江苏、云南等地。

采收 全年均可挖采，除去杂质即可。

功用 辛，平。归肝经。散瘀止痛，续筋接骨。用于跌打肿痛，筋骨折伤，瘀阻疼痛。

验方 ①闪腰岔气、腰痛：煅自然铜、土鳖虫各50克，研末，每次2克，开水送下，每日2次。②跌打肿痛：自然铜（研极细末，水飞过）、没药、当归各0.25克，以酒调频服，以手摩痛处。③恶疮及火烧汤烫：自然铜、密陀僧各50克，并煅研，甘草、黄柏各100克（并为末），上四味，一并研细，收密器中，水调涂或干敷。④跌打损伤、骨折：自然铜、骨碎补各50克，红花、当归各24克，土鳖虫15克，共研细粉，每次6克，黄酒送服。

快认指南

黄铁矿的晶形多为立方体，或为八面体，五角十二面体及它们的聚形，或为粒状集合体，多数为结核状及钟乳状体。药用主要为立方体。多呈方块形，直径0.2～0.5厘米。表面亮铜黄色，有金属光泽，有的表面显棕褐色（系氧化成氧化铁所致），具棕黑色或墨绿色细条纹及砂眼。立方体相邻晶面上的条纹相互垂直，是其重要特征。均匀质重，硬脆，易砸碎，碎块形状一般不规则，也有显小方形者。硬度6～6.5，比重4.9～5.2，条痕棕黑色或黑绿色，断口呈条差状，有时呈贝壳状。断面黄白色，有金属光泽，或棕褐色，可见银白色亮星。

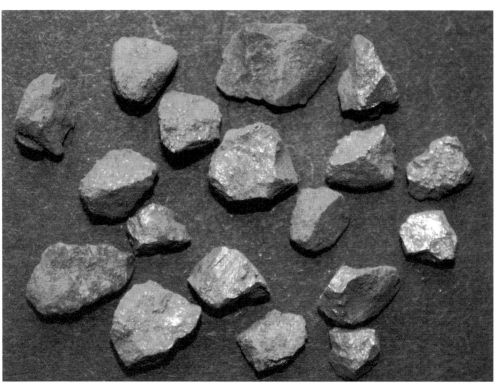

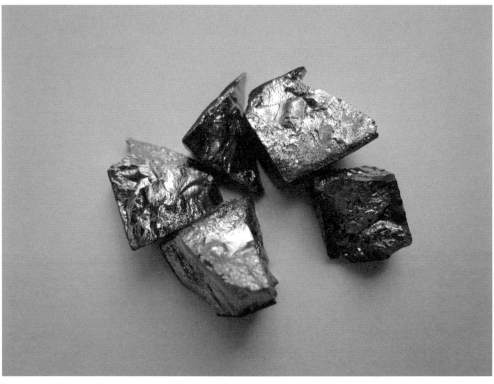

儿茶

别名 孩儿茶、儿茶膏、方儿茶、乌丁泥。

来源 为豆科植物儿茶 [*Acacia catechu* (L. f.) Willd.] 的去皮枝、干的干燥煎膏。

生境 生长于向阳坡地。主产于云南、广西等地。

采收 冬季采收枝、干，除去外皮，砍成大块，加水煎煮，浓缩，干燥。

功用 苦、涩，微寒。归肺、心经。活血止痛，止血生肌，收湿敛疮，清肺化痰。用于溃疡不敛，湿疹，口疮，跌打肿痛，外伤出血。

验方 ①扁桃体炎：儿茶、柿霜各15克，冰片1克，枯矾10克，共研细粉，用甘油调成糊状，搽患处。②口疮糜烂：儿茶5克，硼砂2.5克，研粉，敷患处。③疮疡久不收口、湿疹：儿茶、龙骨各5克，冰片0.5克，共研细粉，敷患处。④肺结核咯血：儿茶50克，明矾40克，共研细末，水煎服，每次0.1~0.2克，每日3次。

快认指南

①落叶乔木，高6~13米。小枝细，有棘刺。②叶为二回偶数羽状复叶，互生；叶轴基部有棘针双生，扁平状；叶轴上着生羽片10~20对；羽片上各具小叶30~50对，小叶条形，两面被疏毛。③8~9月开花，总状花序腋生，花萼基部连合成筒状，上部分裂，有疏毛；花瓣5，长披针形，黄色或白色；雄蕊多数，伸出花冠之外；雌蕊1，子房上位，长卵形。④荚果扁而薄，连果梗长6~12厘米，宽1~2厘米。种子7~8粒。

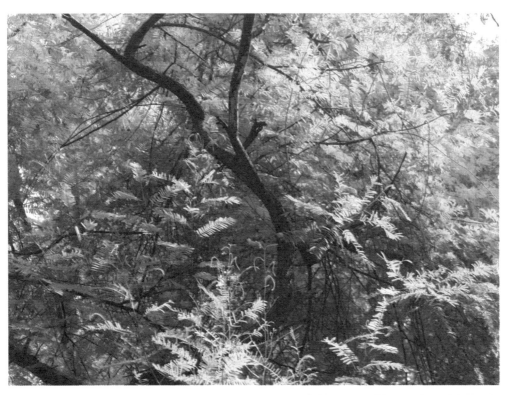

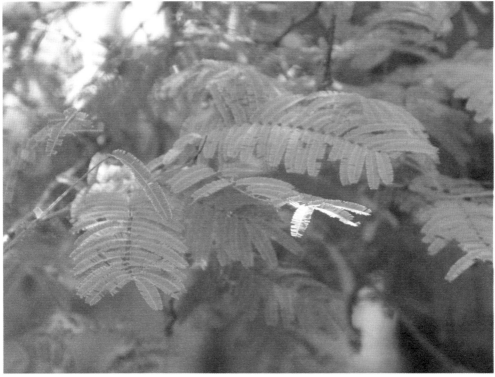

三棱

别名 芩根、芩草、京三棱、红蒲根、光三棱、黑三棱、三棱草。

来源 为黑三棱科植物黑三棱 (*Sparganium stoloniferum* Buch. -Ham.) 的干燥块茎。

生境 生长于池沼或水沟等处。主要产于河北、辽宁、江西、江苏等地。

采收 秋、冬两季采挖其根茎，洗净泥土，除去茎叶，削去外皮，晒干或烘干。

功用 辛、苦，平。归肝、脾经。破血行气，消积止痛。用于症瘕痞块，胸痹心痛，痛经，瘀血经闭，食积胀痛。

验方 ①食积腹胀：三棱、莱菔子各9克，水煎服。②反胃恶心、药食不下：三棱（炮）50克，生丁香1.5克，共研为末，每次5克，开水送下。③慢性肝炎或迁延性肝炎：三棱、莪术、青皮、当归各9克，赤芍12克，丹参24克，白茅根30克，水煎服。

快认指南

①多年生草本，高60～100厘米，植株质地疏松稍呈海绵质，绿色。根状茎圆柱形，横走于泥中，下生粗短的块茎及多数须根。茎直立，圆柱形，光滑。②叶丛生，排成2列；叶片线形，长60～95厘米，宽8～14毫米，先端钝，全缘，中脉在下面突出成棱，基部鞘状，三棱形，抱茎。③花茎由叶丛抽出，单一，有时分枝；花单性，集成疏离穗状花序，有叶状苞片；雄花在上，雌花在下；花被片3～4，雄花具3雄蕊，雌花具单心皮雌蕊，或少为2个离生的单雌蕊。④果呈核果状，倒卵状圆锥形。⑤花期6～8月。

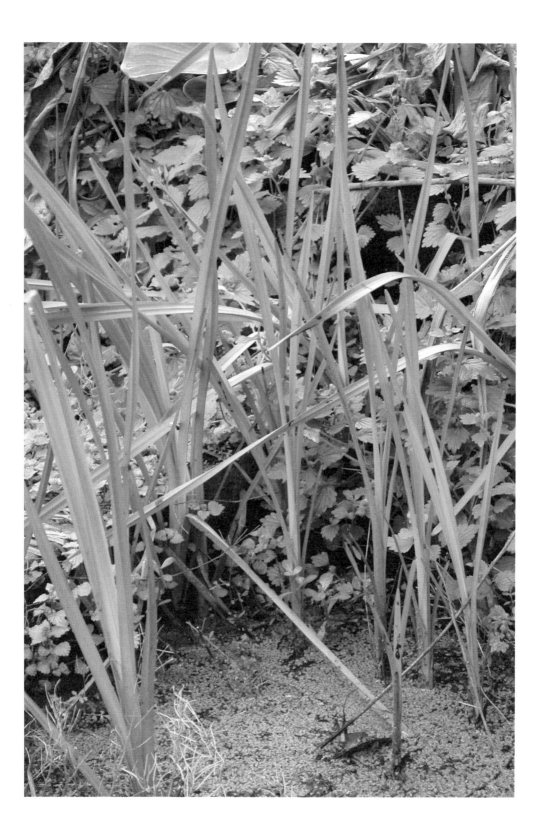

半夏

别名 示姑、地茨菇、老鸹头、羊眼半夏、地珠半夏。

来源 为天南星科植物半夏 [*Pinellia ternata* (Thunb.) Breit.] 的干燥块茎。

生境 生长于山坡、溪边阴湿的草丛中或林下。我国大部分地区有分布。

采收 夏、秋两季采挖，洗净，除去外皮及须根，晒干。

功用 辛、温；有毒。归脾、胃、肺经。燥湿化痰，降逆止呕，消痞散结。用于湿痰寒痰，咳喘痰多，痰饮眩悸，风痰眩晕，痰厥头痛，呕吐反胃，胸脘痞闷，梅核气；生用外治痈肿痰核。姜半夏多用于降逆止呕。

验方 ①湿痰喘急、心痛：半夏适量，香油炒，研末，作丸梧桐子大，每次三五十丸，姜汤下。②时气呕逆不下、呕吐：半夏15克，生姜、茯苓各10克，水煎服。③癫狂痫证：半夏15克，秫米30克，蜂蜜20克，水煎服。

快认指南

①多年生草本，高15～30厘米。地下块茎球形或扁球形，直径1～2厘米，下部生多数须根。②叶从块茎顶端生出，幼苗时常具单叶，卵状心形；老株的叶为3小叶的复叶，小叶椭圆形至披针形，中间一片比较大，两边的比较小，先端锐尖，基部楔形，有短柄，叶脉为羽状网脉，侧脉在近边缘处连合；叶柄下部内侧面生一白色珠芽，有时叶端也有一枚，卵形。③花葶高于叶，长约30厘米；佛焰苞下部细管状，绿色，内部黑紫色，上部片状，呈椭圆形；肉穗花序基部一侧与佛焰苞贴生，上生雄花，下生雌花，花序轴先端附属物延伸呈鼠尾状。④浆果熟时红色。⑤花期5～7月。

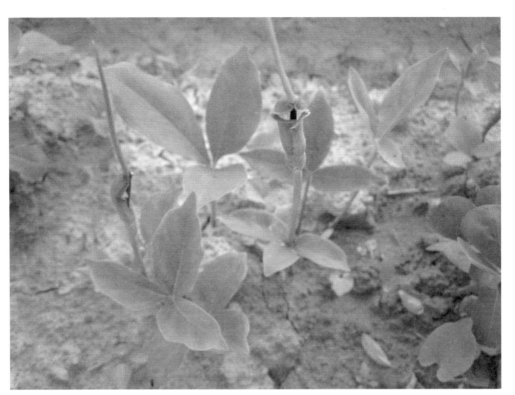

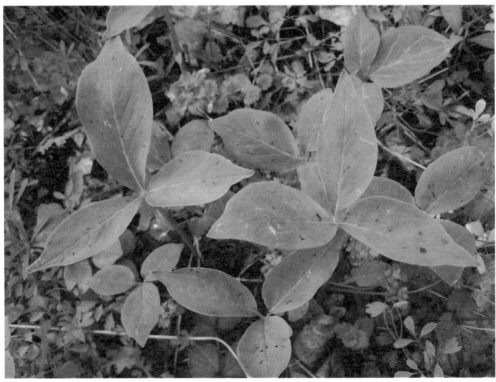

天南星

别名 南星、虎掌、独角莲、野芋头、虎掌南星。

来源 为天南星科植物天南星 [*Arisaema erubescens* (Wall.) Schott]、异叶天南星 (*Arisaema heterophyllum* Bl.) 或东北天南星 (*Arisaema amurense* Maxim.) 的干燥块茎。

生境 生长于丛林之下或山野阴湿处。主产于河南、河北、四川等地。

采收 秋、冬两季茎叶枯萎时采挖，除去须根及外皮，干燥。

功用 苦、辛，温；有毒。归肺、肝、脾经。燥湿化痰，祛风止痉，散结消肿。用于顽痰咳嗽，风痰眩晕，中风痰壅，口眼歪斜，半身不遂，癫痫，惊风，破伤风。生用外治痈肿，蛇虫咬伤。

验方 ①痰湿臂痛：天南星、苍术各等份，生姜3片，水煎服。②风痫：天南星（九蒸九晒）为末，姜汁糊丸，如梧桐子大，煎人参、菖蒲汤或麦冬汤下20丸。③诸风口噤：天南星（炮，锉），大人15克，小儿5克，生姜5片，紫苏叶5克，水煎减半，入雄猪胆汁少许，温服。

快认指南

天南星：①株高40～90厘米。②叶1枚基生，叶片放射状分裂，披针形至椭圆形，顶端具线形长尾尖，全缘，叶柄长，圆柱形，肉质，下部成鞘，具白色和散生紫色纹斑。③总花梗比叶柄短，佛焰苞绿色或紫色，肉穗花序单性，雌雄异株，雌花序具棒状附属器，下具多数中性花，无花被，子房卵圆形，雄花序的附属器下部光滑，有少数中性花。④浆果红色，球形。⑤花期5～6月，果期8月。

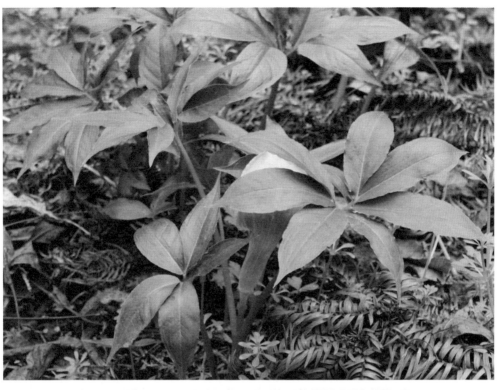

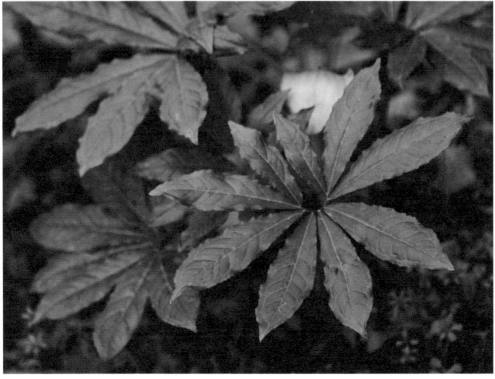

旋覆花

别名 金钱花、金沸花、满天星、全福花、金盏花、猫耳朵花。

来源 为菊科植物旋覆花 (*Inula japonica* Thunb.) 或欧亚旋覆花 (*Inula britannica* L.) 的干燥头状花序。

生境 生长于山坡路旁、湿润草地、河岸和田埂上。主产于东北、华北、华东、华中及广西等地。

采收 夏、秋两季花开放时采收，除去杂质，阴干或晒干。

功用 苦、辛、咸，微温。归肺、脾、胃、大肠经。降气，消痰，行水，止呕。用于风寒咳嗽，痰饮蓄结，胸膈痞满，喘咳痰多，呕吐噫气，心下痞硬。

验方 ①肝炎：旋覆花15克，葱14茎，加水3升，煮取1升，顿服。②风火牙痛：旋覆花为末，搽牙根上。③胃癌胸胁胀满、食欲不振、胃痛：旋覆花、柴胡、枳壳各12克，白芍、黄药子各15克，丹参、白花蛇舌草、半枝莲各30克，水煎服，每日1剂。④慢性支气管炎兼气喘：旋覆花、百部各10克，黄芪24克，地龙6克，水煎服，每日1剂，分2次服用。

快认指南

旋覆花：①多年生草本，高20～60厘米。有蔓延的地下茎，全株被有细毛。茎直立，单生，不分枝或上部有分枝。②基生叶长方椭圆形，稍呈莲座丛状，花时渐枯萎；茎生叶互生，无柄；叶片披针形、长椭圆状披针形或长椭圆形，长5～10厘米，宽1～3厘米，茎上部叶基部急窄或渐狭，半抱茎，边缘有细齿，两面均有毛。③头状花序直径约3厘米，少数，2～5个，或单一，有花梗，顶生及腋生，基部具苞叶，总苞半球形，苞片绿黄色，具缘毛，花黄色，外围舌状花1轮，中央为密集管状花。④瘦果圆柱形，具10肋棱，冠毛白色。⑤花期7～10月，果期8～11月。

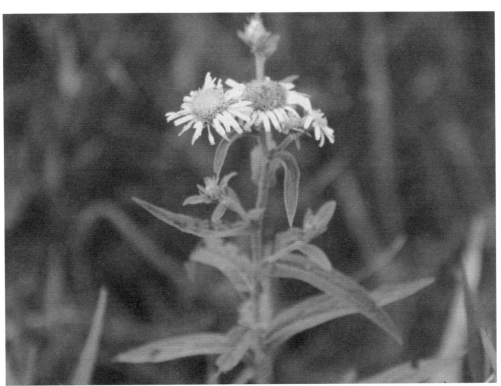

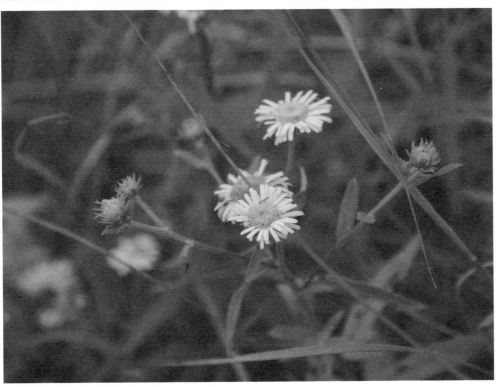

白前

别名 嗽药、石蓝、草白前、空白前、鹅管白前、竹叶白前。

来源 为萝藦科植物柳叶白前 [*Cynanchum stauntonii* (Decne.) Schltr. ex Levé1.] 或芫花叶白前 [*Cynanchum glaucescens* (Decne.) Hand. -Mazz.] 的干燥根茎及根。

生境 生长于山谷中阴湿处、江边沙碛之上或溪滩。主产于浙江、安徽、福建、江西、湖北、湖南、广西等地。

采收 秋季采收，除去地上部分及泥土，晒干，即为白前；如将节部的根除去而留根茎则为鹅管白前。

功用 辛、苦，微温。归肺经。降气，消痰，止咳。用于肺气壅实，咳嗽痰多，胸满喘急。

验方 ①跌打胁痛：白前25克，香附15克，青皮5克，水煎服。②肺热咳嗽：白前、桑白皮、黄芩、知母各10克，瓜蒌、鱼腥草各15克，金银花12克，水煎服。③疟疾脾肿大：白前25克，水煎服。④久咳咯血：白前15克，桔梗、桑白皮各10克，甘草（炙）5克，上四味切，加水2升，煮取半升，空腹顿服。忌猪肉、海藻、菘菜。

快认指南

柳叶白前：①多年生草本，高30～60厘米，根茎葡匐，茎直立，单一，下部木质化。②单叶对生，具短柄；叶片披针形至线状披针形，先端渐尖，基部渐狭，边缘反卷，下部的叶较短而宽，顶端的叶渐短而狭。③聚伞花序腋生，总花梗长8～15毫米，中部以上着生多数小苞片，花萼绿色，裂片卵状披针形。④蓇葖果角状，长约7厘米。种子多数，顶端具白色细茸毛。⑤花期6月，果期10月。

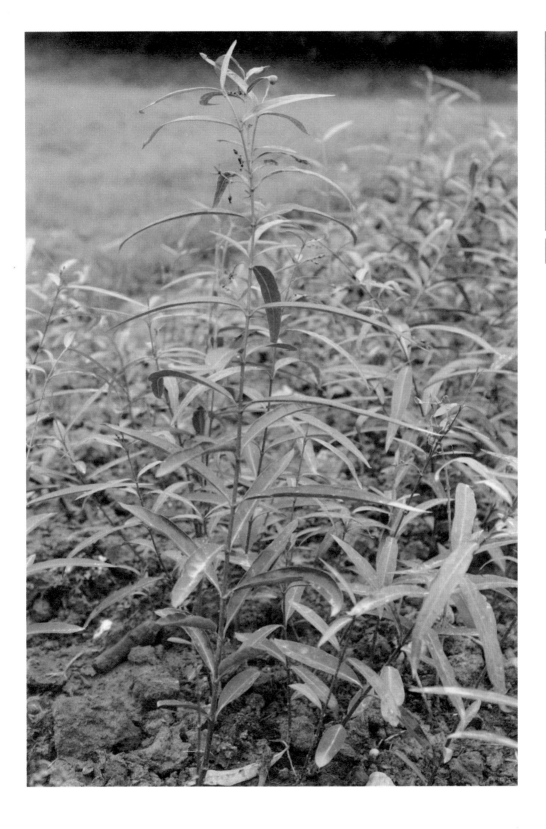

川贝母

别名 贝母、川贝、贝壳母、京川贝。

来源 为百合科植物川贝母 (*Fritillaria cirrhosa* D. Don)、暗紫贝母 (*Fritillaria unibracteata* Hsiao et K.C.Hsia)、甘肃贝母 (*Fritillaria przewalskii* Maxim.)、梭砂贝母 (*Fritillaria delavayi* Franch.)、太白贝母 (*Fritillaria taipaiensis* P. Y. Li)或瓦布贝母 [*Fritillaria unibracteata* Hsiao et K. C. Hsia var. wabuensis (S. Y. Tang et S. C. Yue) Z. D. Liu, S. Wang et S. C. Chen] 的干燥鳞茎。

生境 生长于高寒地区、土壤比较湿润的向阳山坡。主产于四川、西藏、云南等地。

采收 夏、秋两季或积雪融化时采挖，除去须根、粗皮及泥沙，晒干或低温干燥。

功用 苦、甘，微寒。归肺、心经。清热润肺，化痰止咳，散结消痈。用于肺热燥咳，干咳少痰，阴虚劳嗽，痰中带血，乳痈，瘰疬。

验方 ①下乳：川贝母、牡蛎、知母共为细末，同猪蹄汤调下。
②乳腺炎：川贝母、金银花各10克，共为细末，每次10克，好酒调，饭后服。

快认指南

川贝母：①多年生草本。鳞茎粗1~1.5厘米，由3~4枚肥厚的鳞茎瓣组成。茎高20~45厘米，常中部以上具叶。②最下部2叶对生，狭长矩圆形至宽条形，钝头，长4~6厘米，宽0.4~1.2厘米，其余的3~5枚轮生或2枚对生，稀互生。③单花顶生，俯垂，钟状；花被片6，长3.5~4.5厘米，内轮的矩圆形，宽1.1~1.5厘米，绿黄色至黄色，具脉纹和紫色方格斑纹，基部上方具内陷的蜜腺；雄蕊长约为花被片的1/2；花丝平滑；花柱粗壮；柱头3裂，裂片长约5毫米。

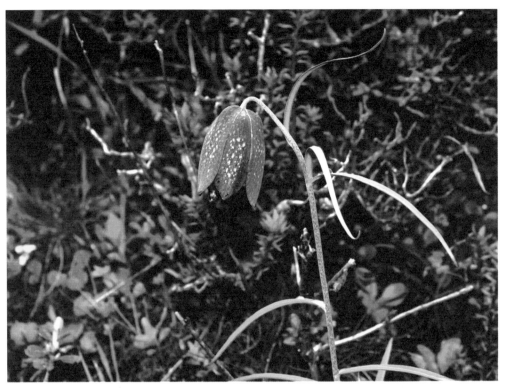

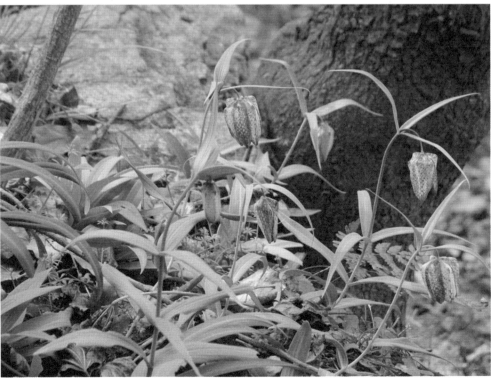

浙贝母

别名 浙贝、珠贝、大贝母、象贝母、元宝贝。

来源 为百合科植物浙贝母 (*Fritillaria thunbergii* Miq.) 的干燥鳞茎。

生境 生长于湿润的山脊、山坡、沟边及村边草丛中。主产于浙江、江苏、安徽、湖南等地。

采收 初夏植株枯萎时采挖，洗净。大小分开，大者除去芯芽，习称"大贝"；小者不去芯芽，习称"珠贝"。分别撞擦，除去外皮，拌以煅过的贝壳粉，吸去擦出的浆汁，干燥，或取鳞茎，大小分开，洗净，除去芯芽，趁鲜切成厚片，洗净，干燥，习称"浙贝片"。

功用 苦，寒。归肺、心经。清热化痰止咳，解毒散结消痈。用于风热咳嗽，痰火咳嗽，肺痈，乳痈，瘰疬，疮毒。

验方 ①感冒咳嗽：浙贝母、桑叶、知母、杏仁各15克，紫苏10克，水煎服。②痈毒肿痛：浙贝母、连翘各15克，金银花30克，蒲公英40克，水煎服。

快认指南

①多年生草本，全株光滑无毛。鳞茎半球形，上下微凹入，白色，由2～3瓣肥厚鳞片对合而成，直径2～6厘米。茎单一，直立，圆柱形，高30～70厘米，绿色或稍带紫色。②单叶，无柄，在茎下部的叶对生，中部的叶常3～5片轮生，上部的叶呈互生状且较中部的叶为短，均窄披针形至条形，中部以上的叶连同叶状苞片先端卷曲呈卷须状。③通常2～6朵生于茎顶或上部叶腋；花梗长1～1.5厘米；叶状苞片极窄，呈条形；花钟形，俯垂，淡黄色或黄绿色，花被片6，长倒卵形至卵圆形，长2～3厘米，具不明显的网纹，但无淡紫色方格状斑纹，内面基部具腺体；雄蕊6，长为花被片的一半。雌蕊1，子房3室，每室有多数胚珠。④蒴果有6条宽的纵翼。⑤花期3～4月。

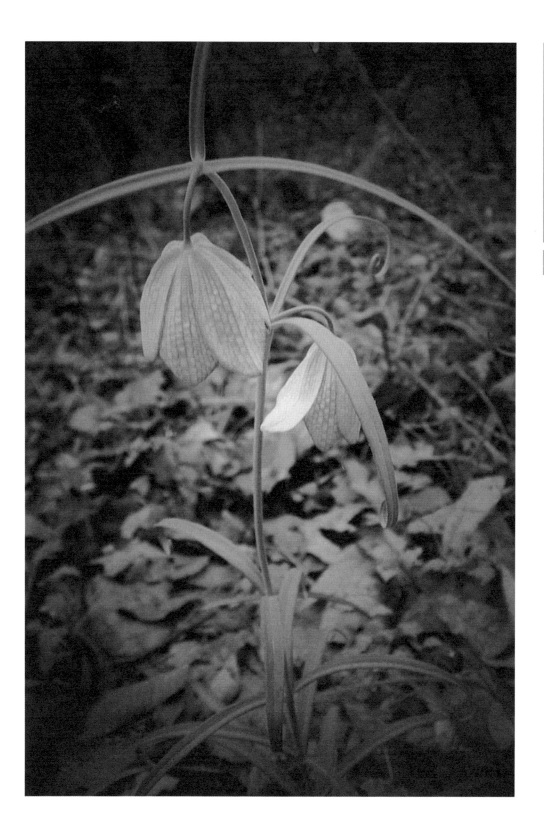

瓜蒌

别名 吊瓜、药瓜、栝楼、药瓜皮、栝楼实。

来源 为葫芦科植物栝楼 (*Trichosanthes kirilowii* Maxim.) 或双边栝楼 (*Trichosanthes rosthornii* Harms) 的干燥成熟果实。

生境 生长于山坡、草丛、林缘半阴处。主产于山东、河南、河北等地。

采收 秋季果实成熟时，连果梗剪下，置于通风处阴干。

功用 甘、微苦，寒。归肺、胃、大肠经。清热涤痰，宽胸散结，润燥滑肠。用于肺热咳嗽，痰浊黄稠，胸痹心痛，结胸痞满，乳痈，肺痈，肠痈肿痛，大便秘结。

验方 ①发热头痛：瓜蒌1枚，取瓤细锉，置于瓷碗中，加热水浸泡，去滓服。②小便不通、腹胀：瓜蒌焙研，每次10克，热酒下，频服，以通为度。③化痰通腑：全瓜蒌30～40克，胆南星6～10克，生大黄、芒硝（熔化）各10～15克，水煎服。

快认指南

栝楼：①多年生草质藤本，长达10米。块根粗长柱状，肥厚，稍扭曲，外皮灰黄色，断面白色，肉质，富含淀粉。茎多分枝，有浅纵沟。②单叶互生，具粗壮长柄；卷须腋生，常有2～3分枝；叶形多变，通常近心形，不裂或掌状3～9浅裂至中裂，裂片常再浅裂或有齿，基部心形，凹入甚深，幼叶被毛，渐脱落，老叶下面具糙点。③白色花，雌雄异株，雄花数朵生于总梗先端，雌花单生，花梗甚长，果时可达11厘米，花萼5裂，裂片条形至条状披针形，花冠管细长，上部5裂，裂片倒三角形，先端细裂呈流苏状，雄花有3雄蕊，花药聚药，成熟时分开，子房下位。④瓠果广椭圆形或近球形，长约10厘米，橙黄色。种子多数，瓜子状，卵形，长约1.5厘米，棕色。⑤花期夏季。

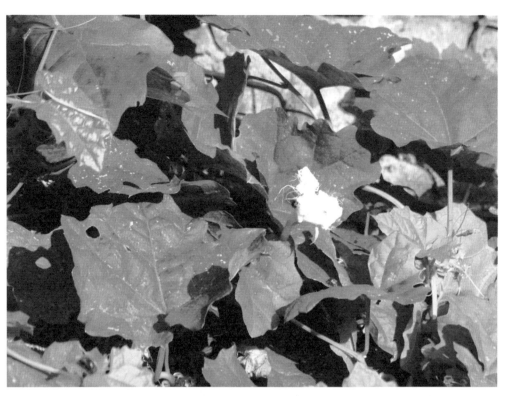

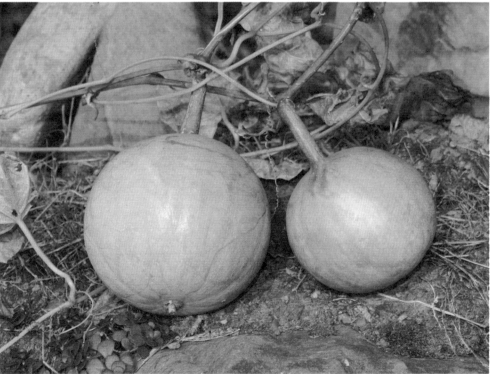

竹 茹

别名 麻巴、竹皮、青竹茹、竹二青、淡竹茹、淡竹皮茹。

来源 为禾本科植物青秆竹 (*Bambusa tuldoides* Munro)、大头典竹 [*Sinocalamus beecheyanus* (Munro) Mc-Clure var. *pubescens* P.F.Li] 或淡竹 [*Phyllostachys nigra* (Lodd.) Munro var. *henonis* (Mitf.) Stapf ex Rendle] 的茎秆的干燥中间层。

生境 生长于路旁、山坡，也有栽培的。主产于长江流域和南方各地。

采收 全年均可采制，取新鲜茎，除去外皮，将稍带绿色的中间层刮成丝条，或削成薄片，捆扎成束，阴干。前者称"散竹茹"，后者称"齐竹茹"。

功用 甘，微寒。归肺、胃、心、胆经。清热化痰，除烦，止呕。用于痰热咳嗽，胆火挟痰，惊悸不宁，心烦失眠，中风痰迷，胃热呕吐，妊娠恶阻，胎动不安。

验方 肺热痰咳：竹茹、杏仁、枇杷叶各9克，桑白皮12克，瓜蒌10克，甘草、黄芩各6克，水煎服。

快认指南

青秆竹：①秆高6~8米，直径3~4.5厘米。节间壁厚，长30~36厘米，幼时被白粉。节稍隆起。分枝常于秆基部第一节开始分出，数枝簇生于节上。秆箨早落。箨鞘背面无毛，干时肋纹稍隆起，先端呈不对称的拱形，外侧一边稍下斜至箨鞘全长的1/10~1/8。箨耳稍不等大，靠外侧1枚稍大，卵形，略波褶，边缘被波曲状刚毛，小的1枚椭圆形。箨舌高2.5~3.5毫米，边缘被短流苏毛，片直，呈不对称三角形或狭三角形，基部两侧与耳相连，连接部分宽约0.5毫米。②叶披针形至狭披针形，长10~18厘米，宽11~17毫米，背面密生短柔毛。

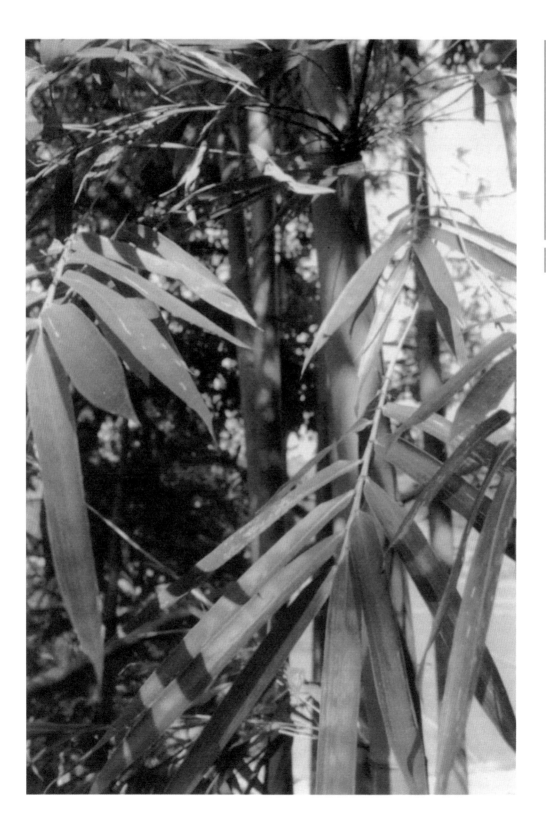

前 胡

别名 土当归、水前胡、野当归、野芹菜、鸡脚前胡。

来源 为伞形科植物白花前胡 (*Peucedanum praeruptorum* Dunn) 的干燥根。

生境 生长于向阳山坡草丛中。主产于浙江、江西、四川等地。

采收 冬季至次春茎叶枯萎或未抽花茎时采挖，除去须根，洗净，晒干或低温干燥。

功用 苦、辛，微寒。归肺经。散风清热，降气化痰。用于风热咳嗽痰多，痰热喘满，咳痰黄稠。

验方 ①小儿夜啼：前胡捣筛，蜜丸小豆大，日服1丸，温开水下。②细菌性痢疾：前胡粉每次6克，水煎服，每日3次。③白癜风：前胡20克，防风10克，补骨脂30克，研为细末，放入100毫升75％的乙醇中浸泡7日，过滤取汁，用棉签蘸药液涂搽患处，每次5~15分钟，每日早、晚各1次。④风寒感冒：前胡、防风、桔梗、荆芥、羌活、柴胡各10克，枳壳5克，川芎3克，水煎服。

快认指南

①多年生草本，高30~120厘米。主根粗壮，根圆锥形。茎直立，上部呈叉状分枝。②基生叶为二至三回三出式羽状分裂，最终裂片菱状倒卵形，不规则羽状分裂，有圆锯齿；叶柄长，基部有宽鞘，抱茎；茎生叶较小，有短柄。③复伞形花序，无总苞片，小总苞片呈线状披针形，花瓣白色。④双悬果椭圆形或卵圆形，光滑无毛，背棱和中棱线状，侧棱有窄翅。

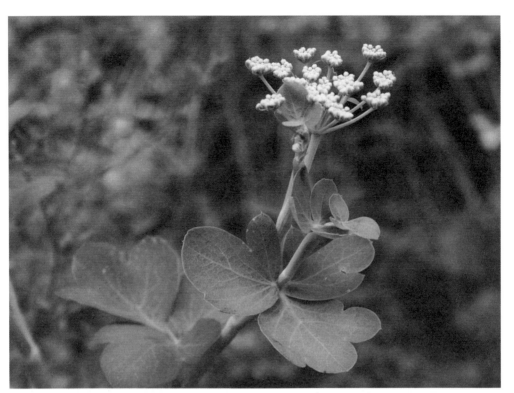

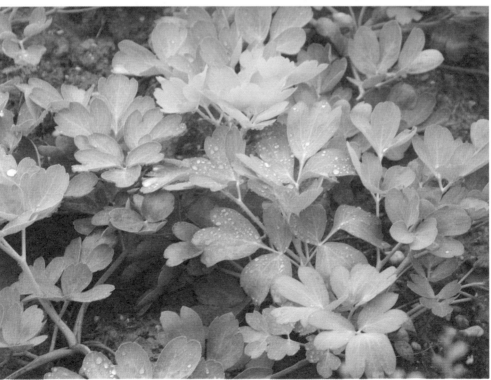

桔 梗

别名 白药、梗草、卢茹、苦梗、大药、苦菜根。

来源 为桔梗科植物桔梗 [*Platycodon grandiflorus* (Jacq.) A. DC.] 的干燥根。

生境 生长于山地草坡、林缘，有栽培。全国大部分地区均有，以东北、华北地区产量较大，华东地区质量较优。

采收 春、秋两季采挖，洗净，除去须根，趁鲜剥去外皮或不去外皮，干燥。

功用 苦、辛，平。归肺经。宣肺，利咽，祛痰，排脓。用于咳嗽痰多，胸闷不畅，咽痛音哑，肺痈吐脓，疮疡脓成不溃。

验方 ①小儿喘息性肺炎：桔梗、枳壳、半夏、陈皮各4克，神曲、茯苓各5克，甘草1.5克，以上为3岁小儿用量，每日服1~2剂。②肺痈唾脓痰：桔梗15克，冬瓜子12克，鱼腥草30克，甘草6克，加水煎汤服。③咽喉肿痛：桔梗、生甘草各6克，薄荷、牛蒡子各9克，水煎服。④风热咳嗽痰多、咽喉肿痛：桔梗、甘草各9克，桑叶15克，菊花12克，杏仁6克，水煎服。

快认指南

①一年生草本，体内有白色乳汁，全株光滑无毛。根粗大，圆锥形或有分叉，外皮黄褐色。茎直立，有分枝。②叶多为互生，少数对生，近无柄，叶片长卵形，边缘有锯齿。③花大型，单生于茎顶或数朵成疏生的总状花序；花冠钟形，蓝紫色、蓝白色、白色、粉红色。④蒴果卵形，熟时顶端开裂。种子卵形，有3棱。⑤花期7~9月，果期8~10月。

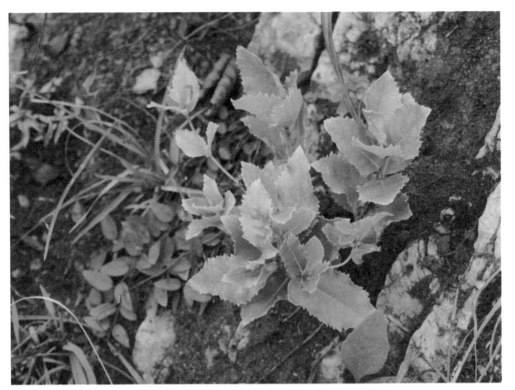

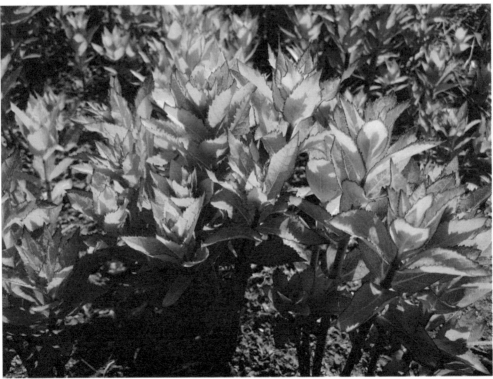

胖大海

别名　大海榄、大海子、大洞果、安南子。

来源　为梧桐科植物胖大海 (*Sterculia lychnophora* Hance) 的干燥成熟种子。

生境　生长于热带地区。产于泰国、柬埔寨、马来西亚等国，我国海南、广西有引种。

采收　4～6月果实成熟开裂时，采收种子，晒干用。

功用　甘，寒。归肺、大肠经。清热润肺，利咽开音，润肠通便。用于肺热声哑，干咳无痰，咽喉干痛，热结便闭，头痛目赤。

验方　①肺热咳嗽、咽痛音哑：胖大海2枚，桔梗10克，甘草6克，煎汤饮。②肠道燥热、大便秘结：胖大海4枚，蜂蜜适量，沸水浸泡饮。③急性扁桃体炎：胖大海4～8枚，放入碗内，开水冲泡，闷盖半小时左右，慢慢服完，间隔4小时，如法再泡服1次。④急性咽炎：胖大海2枚，金银花1.5克，玄参3克，生甘草2克，用纱布包好，开水冲泡，代茶饮。

快认指南

①落叶乔木，高可达40米。②单叶互生，叶片革质，卵形或椭圆状披针形，通常3裂，全缘，光滑无毛。③圆锥花序顶生或腋生，花杂性同株；花萼钟状，深裂。④蓇葖果1～5个，着生于果梗，呈船形，长可达24厘米。种子棱形或倒卵形，深褐色。

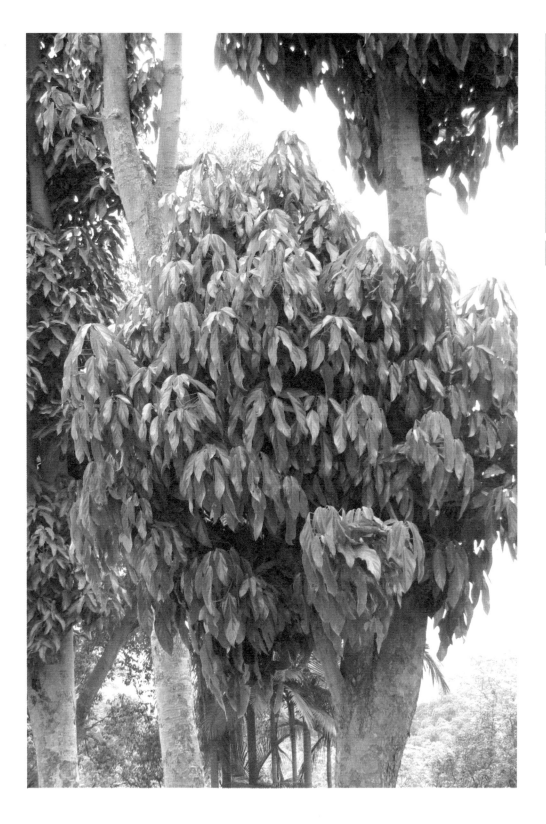

海藻

别名　海萝、落首、乌菜、海带龙、海藻菜。

来源　为马尾藻科植物羊栖菜 [*Sargassum fusiforme* (Harv.) Setch.] 或海蒿子 [*Sargassum pallidum* (Turn.) C. Ag] 的干燥藻体。

生境　生长于低潮线以下的浅海区域，海洋与陆地交接的地方。主产于浙江、福建、广东、广西等地。

采收　夏、秋两季采捞，除去杂质，洗净，晒干。

功用　苦、咸，寒。归肝、胃、肾经。软坚散结，消痰，利水消肿。用于瘿瘤，瘰疬，睾丸肿痛，痰饮水肿。

验方　①甲状腺肿：海藻、海带各15克，黄药子、柴胡各10克，夏枯草18克，生牡蛎30克，水煎服。②淋巴结肿大：海藻、生牡蛎各30克，玄参15克，夏枯草10克，水煎服，或海藻、香附、夏枯草、浙贝母各10克，水煎服。③疝气、睾丸肿大：海藻30克，炒橘核12克，小茴香10克，水煎或制丸服。

快认指南

　　海蒿子为多年生褐藻，暗褐色，高30～100厘米。固着器扁平盘状或短圆锥形，直径可达2厘米；主轴圆柱形，幼时短，但逐年增长，两侧有呈钝角或直角的羽状分枝及腋生小枝，幼时其上均有许多短小的刺状突起；叶状突起的形状、大小差异很大，披针形、倒披针形、倒卵形和线形均有，长者可达25厘米，短者只有2厘米，宽者可达2.5厘米，有不明显的中脉状突起，并有明显的毛窠斑点，狭者只有1毫米，无中脉状突起，也无斑点，全缘或有锯齿。在线形叶状突起的腋部，长出多数具有丝状突起的小枝，生殖托或生殖枝即从丝状突起的腋间生出。气囊生于最终分枝上，有柄，成熟时球形或近于球形，顶端圆或有细尖状突起，表面有稀疏的毛窠斑点。生殖托单生或总状排列于生殖小枝上，圆柱形，长3～15毫米或更长，直径约1毫米。

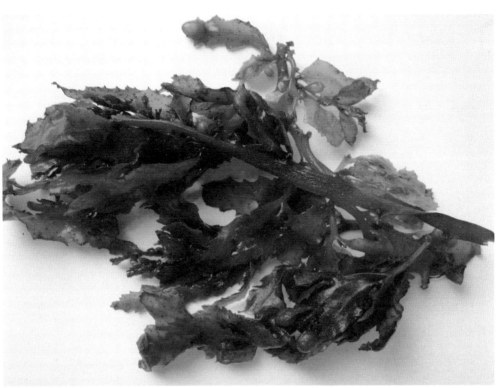

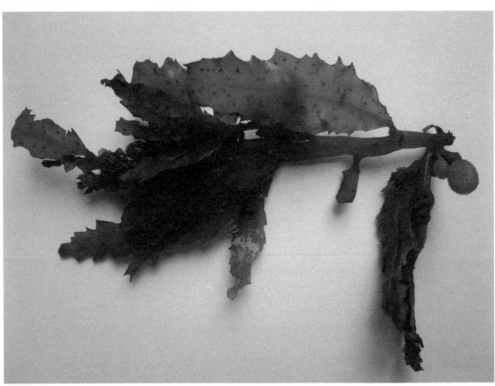

杏仁

别名 苦杏仁、北杏、杏子、光北杏、木落子、光中杏。

来源 为蔷薇科植物山杏 (*Armeniaca vulgaris* L. var. *ansu* Maxim.) 的干燥成熟种子。

生境 多栽培于低山地或丘陵山地。主产于北方地区（华北、东北、西北），以内蒙古、吉林、辽宁、河北、山西、陕西居多。

采收 夏季采收成熟果实，除去果肉及核壳，取出种子，晒干。

功用 苦，微温；有小毒。归肺、大肠经。降气止咳平喘，润肠通便。用于咳嗽气喘，胸满痰多，血虚津枯，肠燥便秘。

验方 ①伤风咳嗽：杏仁10克，生姜3片，白萝卜1个，水煎服。
②久喘：杏仁10克，萝卜1个，猪肺1个，用水炖至烂熟吃。
③胃痛：杏仁10粒，胡椒7粒，大枣7枚，捣碎，再用黄酒送服。④便秘：生杏仁（去皮尖）20～30粒，捣烂，加入10毫升蜂蜜，食用。⑤风寒咳嗽：杏仁6～10克，生姜3片，白萝卜100克，加水400毫升，文火煎至100毫升，每日1剂，早、晚分服。

快认指南

①落叶乔木，高达10米。②叶互生，广卵形或卵圆形，先端短尖或渐尖，基部阔楔形或截形，边缘具细锯齿或不明显的重锯齿；叶柄多带红色，近基部有2腺体。③花单生，先叶开放，几无花梗；萼筒钟状，带暗红色，萼片5，裂片比萼筒稍短，花后反折；花瓣白色或粉红色。④核果近圆形，果肉薄。种子味苦，核坚硬，扁心形，沿腹缝有沟。

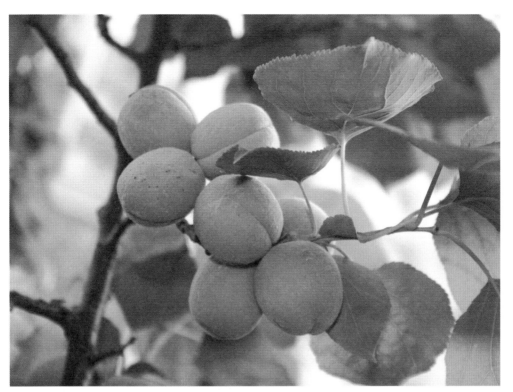

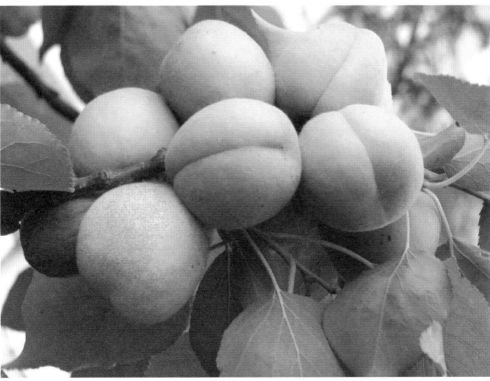

百部

别名 嗽药、百条根、山百根、药虱药、野天门冬。

来源 为百部科植物蔓生百部 [*Stemona japonica* (Bl.) Miq.] 的干燥块根。

生境 生长于阳坡灌木林下或竹林下。主产于安徽、江苏、浙江、湖北、山东等地。

采收 春、秋两季采挖，除去须根，洗净，置于沸水中略烫或蒸至无白心，取出，晒干。

功用 甘、苦，微温。归肺经。润肺下气止咳，杀虫灭虱。用于新、久咳嗽，肺痨咳嗽，百日咳；外用于头虱、体虱、蛲虫病，阴痒。蜜百部润肺止咳，用于阴虚劳嗽。

验方 ①剧烈咳嗽：百部根浸酒，温服，每日3次。②熏衣虱：百部、秦艽各等份，共研为末，烧烟熏衣，虱自落。用上两药煮汤洗亦可。

快认指南

①多年生草本，高60～90厘米，全体平滑无毛。根肉质，通常作纺锤形，数个至数十个簇生。茎上部蔓状，具纵纹。②直立百部叶通常4片轮生，卵形或卵状披针形，长3～9厘米，宽1.5～4厘米，先端锐尖或渐尖，全缘或带微波状，基部圆形或近截形，偶为浅心形，中脉5～9条；叶柄线形，长1.5～2.5厘米。③花梗丝状，长1.5～2.5厘米，其基部贴生于叶片中脉上，每梗通常单生1花；花被片4，淡绿色，卵状披针形至卵形；雄蕊4，紫色，花丝短，花药内向，线形，顶端有一线形附属体；子房卵形，甚小，无花柱。④蒴果广卵形而扁，内有长椭圆形的种子数粒。⑤花期5月，果期7月。

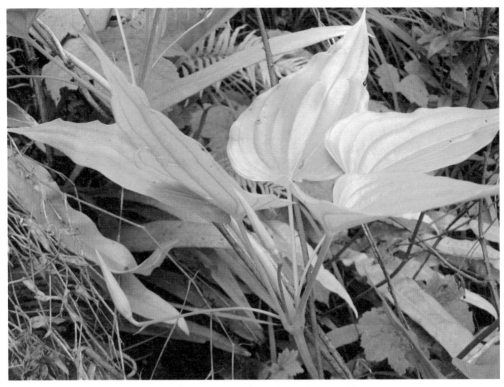

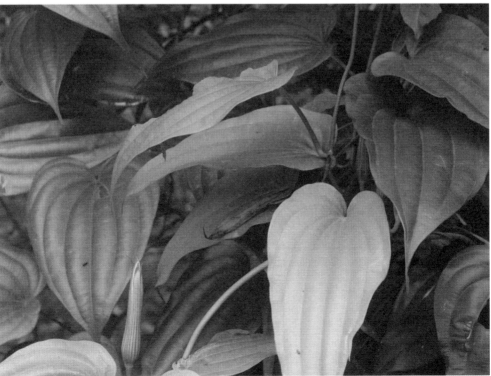

马兜铃

别名 兜苓、臭铃铛、都淋藤、水马香果。

来源 为马兜铃科植物北马兜铃 (*Aristolochia contorta* Bge.) 的干燥成熟果实。

生境 于郊野林缘、路边、灌丛中散生。主产于黑龙江、吉林、河北等地。

采收 秋季果实由绿变黄时采收，干燥。

功用 苦，微寒；有毒。归肺、大肠经。清肺降气，止咳平喘，清肠消痔。用于肺热喘咳，痰中带血，肠热痔血，痔疮肿痛。

验方 ①肺热咳嗽、咳痰壅盛：马兜铃、甘草各6克，杏仁、黄芩、桑白皮、陈皮各10克，水煎服。②肠热痔疮肿痛、出血：马兜铃6克，白术、生地黄各12克，甘草3克，水煎服。并以马兜铃适量，水煎熏洗患处。

快认指南

①多年生缠绕草本，长达1米余，全株无毛。根细长，圆柱形，外皮黄褐色，有香气，断面有油点。茎有棱，缠绕成团，捻揉有特殊臭气。②叶互生，柄细长，叶片三角状心形，长3～10厘米，长、宽近相等，先端钝或钝尖，基部深心形，全缘，主直脉5～7条，下面灰绿色。③叶腋簇生数朵绿紫色花；花被喇叭状，长2～3.5厘米，花被管基部膨大成球形，中部为管状，上端逐渐扩大向一侧平展成一先端具长尖尾的花被片（侧片）；雄蕊6，贴生于肉质花柱体周围；子房下位，6室。④蒴果近圆形或宽倒卵形，长3～7厘米，直径2～4厘米，果梗下垂，成熟时果沿室间开裂为6瓣，果梗亦裂成6条丝状。种子多数，扁平三角形，周围有宽翅。⑤花期5～7月，果期8～10月。

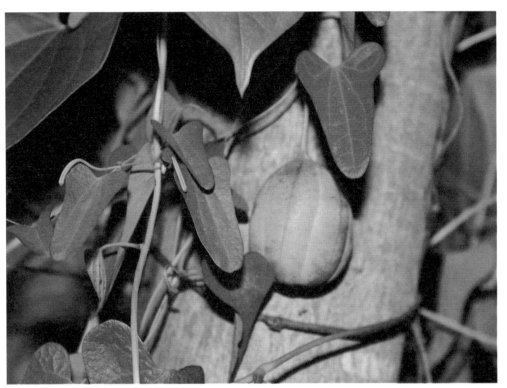

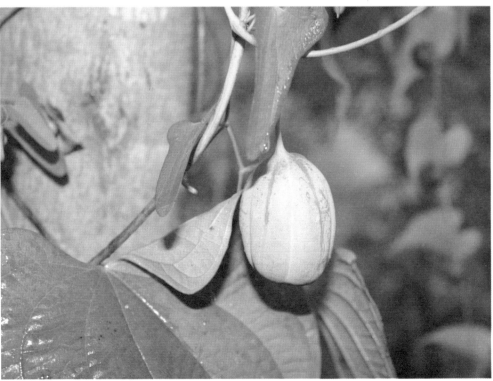

桑白皮

别名 桑皮、桑根皮、白桑皮、桑根白皮。

来源 为桑科植物桑 (*Morus alba* L.) 的干燥根皮。

生境 生长于丘陵、山坡、村旁、田野等处，多为人工栽培。分布于全国各地。

采收 秋末叶落至次春发芽前采挖根部，刮去黄棕色粗皮，纵向削开，剥取根皮，晒干。

功用 甘，寒。归肺经。泻肺平喘，利水消肿。用于肺热喘咳，水肿胀满尿少，面目肌肤浮肿。

验方 ①蜈蚣、蜘蛛咬伤：桑白皮适量，捣汁敷。②牙龈出血：桑白皮20克，白茅根30克，水煎2次，混合后早晚分服，每日1剂。③脱发：桑白皮120克，用水煎，去渣取汁洗发。④痤疮：桑白皮、黄芩、枇杷叶、苦参、栀子各10克，金银花、茵陈各15克，白花蛇舌草25克，生甘草5克，制成桑白皮1号方，配合外搽颠倒散洗剂（取硫黄、生大黄各10克，研细末加石灰水100毫升混合，用时振荡），每日3次。

快认指南

①落叶灌木或小乔木，高达15米。树皮灰白色，常有条状裂缝。根皮红黄色至黄棕色，纤维性甚强。②叶互生，具柄；叶片卵圆形或宽卵形，长7～15厘米，宽5～12厘米，先端尖或长尖，基部近心形，边缘有粗锯齿，有时不规则分裂，上面鲜绿色，无毛，有光泽，下面色略淡，脉上有疏毛，并具腋毛，基出3脉。③花单性，雌雄异株，均为穗状花序，腋生。雄花具花被片4，雄蕊4，中央有不育雌蕊；雌花具花被片4，无花柱或花柱极短，柱头2裂，宿存。④瘦果外被肉质花被，多数密集成一卵圆形或长圆形聚合果，又名桑葚，初绿色，成熟后变肉质，黑紫色，也有白色的。⑤花期春、夏两季。

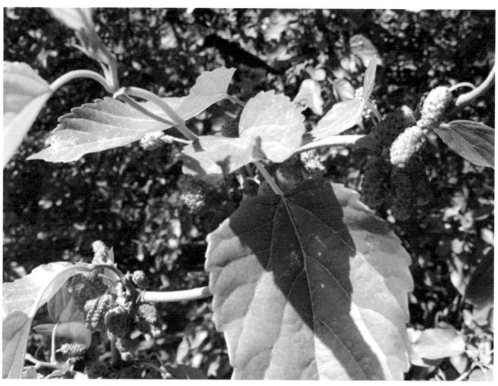

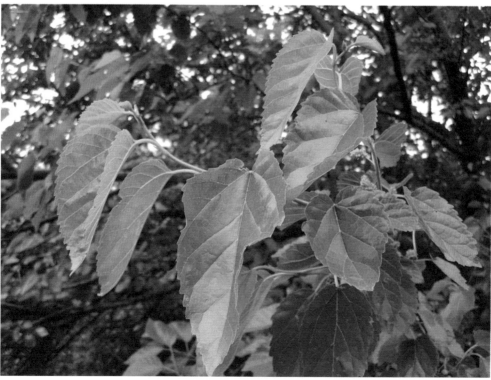

葶苈子

别名 丁历、大适、大室、辣辣菜、北葶苈子、甜葶苈子。

来源 为十字花科植物独行菜 (*Lepidium apetalum* Willd.) 或播娘蒿 [*Descuraiinia sophia* (L.) Webb. ex Prantl.] 的干燥成熟种子。

生境 生长于路旁、沟边或山坡、田野。主产于华北、东北等地。

采收 夏季果实成熟时采割植株，晒干，搓出种子，除去杂质。

功用 辛、苦，大寒。归肺、膀胱经。泻肺平喘，行水消肿。用于痰涎壅肺，喘咳痰多，胸胁胀满，不得平卧，胸腹水肿，小便不利，肺源性心脏病水肿。

验方 ①腹水：葶苈子50克，杏仁20枚，熬黄，捣细，分10次服用。②寒痰咳喘：葶苈子、芥子、紫苏子各10克，川贝母15克，水煎服。③支原体肺炎：葶苈子、沙参各10克，百部、紫菀、麦冬、桔梗、天冬、百合、款冬花各20克，甘草5克，水煎服，每日1剂。④小便不通：葶苈子、马蔺花、小茴香各等份（俱炒），共研为细末，每次6克，黄酒送服，每日3次。

快认指南

独行菜：①一年生或二年生草本，高5～30厘米，茎直立，有分枝，无毛或具微小头状毛。②基生叶窄匙形，羽状浅裂或深裂，长3～5厘米，宽1～1.5厘米；叶柄长1～2厘米，茎上部叶线形，有疏齿或全缘。③总状花序在果期可延长至5厘米，萼片早落，卵形，长约0.8毫米，外面有柔毛，花瓣不存或退化成丝状，比萼片短，雄蕊2或4。④短角果近圆形或宽椭圆形，扁平，长2～3毫米，宽约2毫米，顶端微缺，上部有短翅，隔膜宽不到1毫米；果梗弧形，长约3毫米。种子椭圆形，长约1毫米，平滑，棕红色。⑤花、果期5～7月。

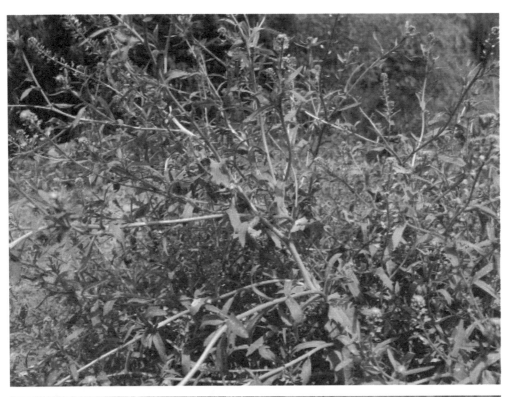

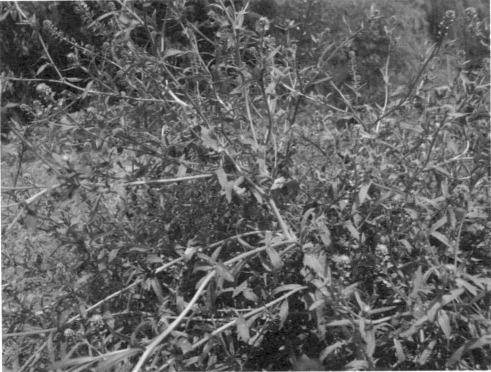

洋金花

别名 虎茄花、胡茄花、风茄花、洋喇叭花、曼陀罗花。

来源 为茄科植物白曼陀罗 (*Datura metel* L.) 的干燥花。

生境 多为栽培，也有野生。分布于全国大部分地区，主产于江苏、浙江、福建、广东等地。

采收 4～11月花初开时采收，晒干或低温干燥。

功用 辛，温；有毒。归肺、肝经。平喘止咳，镇痛，解痉。用于哮喘咳嗽，脘腹冷痛，风湿痹痛，小儿慢惊风；外科麻醉。

验方 ①慢性气管炎：洋金花15克，研成极细末，倒入装有500毫升纯60度粮食白酒的瓶中摇匀，密封存放7日，每次1～2毫升，每日3次，最大量不应超过2毫升。②小儿慢惊风：洋金花7朵，全蝎（炒）10枚，朱砂、乳香、天南星（炮）、天麻各10.5克，为末，每次2.5克，薄荷汤调下。③面上生疮：洋金花晒干，研末，少许贴之。

快认指南

①一年生草本，有臭气，高30～60厘米，有的可达1米以上。茎基部木质化，粗壮，上部呈二叉分枝，无毛，或在幼嫩部分有短毛。②叶互生，有长柄；宽卵形或宽椭圆形，长8～16厘米，宽4～10厘米；边缘有不整齐的波状大齿。③夏季开大花，花单生于叶腋或枝的分叉处；花萼长2.5～3.5厘米，萼裂长约0.5厘米，卵状披针形；花冠漏斗状，白色，长7～15厘米，口部直径2.5～7.5厘米；雄蕊5；子房2室，有时为假4室。④蒴果生于直立向上的果梗上，卵形或卵状球形，密生粗壮而较硬的刺，成熟后4瓣开裂。种子多数，黑色或淡褐色。⑤花期3～11月，果期4～11月。

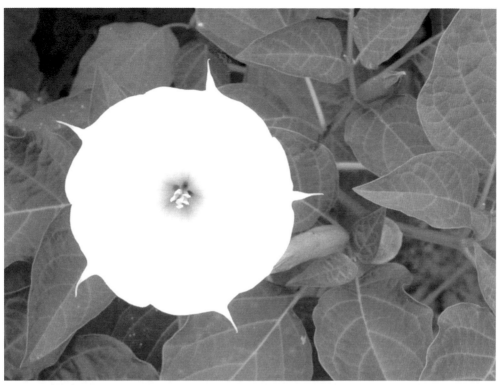

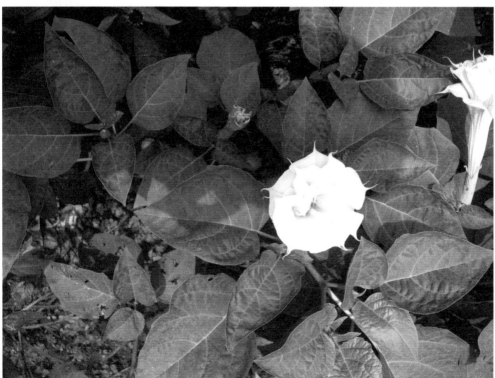

银杏叶

别名 白果叶、飞蛾叶、鸭脚子。

来源 为银杏科植物银杏 (*Ginkgo biloba* L.) 的干燥叶。

生境 生长于公园、园林、住宅小区、行道两旁等。全国多地都有分布。

采收 秋季叶尚绿时采收，及时干燥。

功用 甘、苦、涩，平。归心、肺经。敛肺平喘，活血化瘀，通络止痛。用于瘀血阻络，胸痹心痛，中风偏瘫，肺虚咳喘，冠心病，心绞痛，脂血症。

验方 ①冠心病、心绞痛：银杏叶、丹参、瓜蒌各15克，薤白12克，郁金9克，生甘草5克，水煎服。②灰指甲：银杏叶适量，煎水洗。③鸡眼：鲜银杏叶10片，捣烂，包贴患处，2日后呈白腐状，用小刀将硬丁剔出。④阿尔茨海默病：银杏叶每次15～20克，开水冲泡当茶饮用，30日为1个疗程。⑤漆疮肿痒：银杏叶、忍冬藤各等量，煎水洗，或单用银杏叶煎洗。

快认指南

①落叶乔木，高至数丈；树干直立，树皮灰色。②叶簇生（短枝上）或互生（长枝上）；叶片扁圆，鸭脚形，长4～8厘米，宽5～10厘米，先端中间2浅裂，基部楔形，叶脉平行，至秋则变黄色而脱落。③单性花，雌雄异株；雄花成柔荑花序，下垂，4～6朵腋生，雄蕊多数，花药2室；雌花2～3，聚生于短枝，具长柄，柄端二叉，心皮1，附有胚珠，通常只有1个胚珠发育成熟。④果如杏桃状，倒卵形或椭圆形，生时青色，熟时呈淡黄色，核有两棱或三棱，中有绿白色仁肉。⑤花期4～5月，果期7～10月。

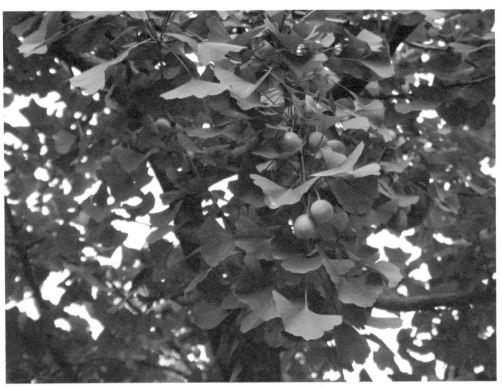

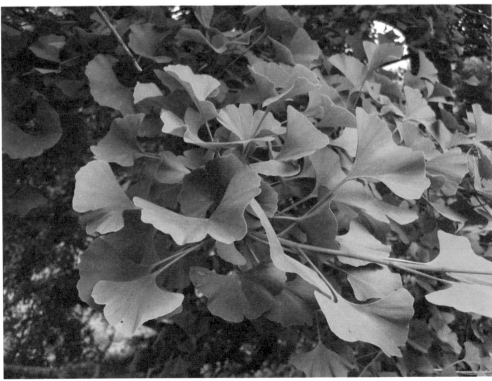

罗 汉 果

别名 拉汗果、金不换、假苦瓜、光果木鳖。

来源 为葫芦科植物罗汉果 [*Siraitia grosvenorii* (Swingle) C. Jeffrey ex Lu et Z. Y.] 的干燥果实。

生境 生长于海拔300～500米的山区；有栽培。主产于广西、江西、广东等地。

采收 秋季果实由嫩绿色变深绿色时采收，晾数天后，低温干燥。

功用 甘，凉。归肺、大肠经。清热润肺，利咽开音，滑肠通便。用于肺火燥咳，咽痛失音，肠燥便秘。

验方 ①咽喉炎：罗汉果1个，胖大海3枚，泡开水，徐徐咽下。②百日咳：罗汉果1个，柿饼15克，水煎服。③颈部淋巴结炎、百日咳：罗汉果1个，猪肺（切小块）100克，同煮汤食用。④急性扁桃体炎：罗汉果15克，乌梅、五味子各5克，甘草3克，水煎代茶饮。⑤喉痛失音：罗汉果1个，切片，水煎，待冷后，频频饮服。

快认指南

①一年生草质藤本，长2～5米。根块状，茎纤细，具纵棱，暗紫色，被紫色或黄色柔毛。卷须二歧。②叶互生，叶柄长2～7厘米，稍扭曲，被短柔毛；叶片心状卵形，膜质，先端急尖或渐尖，基部耳状心形，全缘，两面均被白色柔毛，背面有红棕色腺毛。③花单性，雌雄异株；雄花腋生，数朵排成总状花序，长达12厘米，花萼漏斗状，被柔毛。④种子淡黄色，扁长圆形，边缘具不规则缺刻，中央稍凹。⑤花期6～8月，果期8～10月。

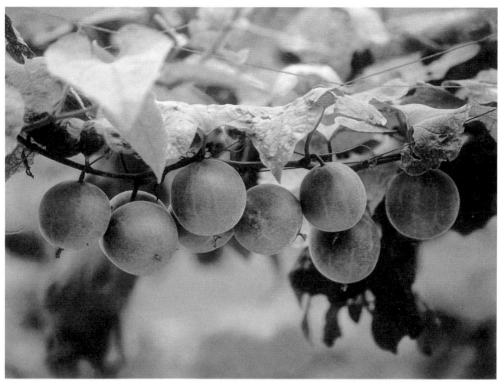

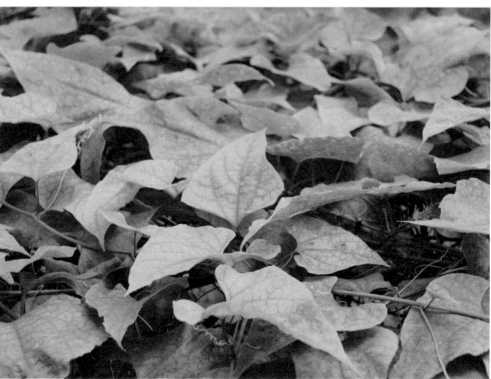

酸枣仁

别名 山枣、刺枣、酸枣子、酸枣核。

来源 为鼠李科植物酸枣 [*Ziziphus jujuba* Mill. var. *spinosa* (Bunge) Hu ex H. F. Chou] 的干燥成熟种子。

生境 生长于阳坡或干燥瘠土处，常形成灌木丛。主产于辽宁、内蒙古、河北、河南、山东、山西、陕西、甘肃、安徽、江苏等地。

采收 秋末冬初采收成熟果实，除去果肉及核壳，收集种子，晒干。

功用 甘、酸，平。归肝、胆、心经。养心补肝，宁心安神，敛汗，生津。用于虚烦不眠，惊悸多梦，体虚多汗，津伤口渴。

验方 ①心悸不眠：酸枣仁研末，每次6克，日服2次，竹叶煎汤送服，宜连服1周。②气虚自汗：酸枣仁、党参各15克，黄芪30克，白术12克，五味子9克，大枣4枚，水煎，分3次服用。③胆气不足所致惊悸、恐惧、虚烦不寐：酸枣仁、川贝、知母各9克，茯苓15克，甘草6克，水煎服，每日1剂。④心气亏虚、神志不安：酸枣仁、朱砂、人参、乳香各适量，共研细末，炼蜜为丸，每次服9克，每日2～3次。

快认指南

①落叶灌木或小乔木，枝上有两种刺：一为针状直形，长1～2厘米；一为向下弯曲，长约5毫米。②单叶互生，叶片椭圆形至卵状披针形，托叶细长，针状。③花黄绿色，2～3朵簇生于叶腋，花梗极短。④核果近球形，先端尖，具果柄，熟时暗红色。

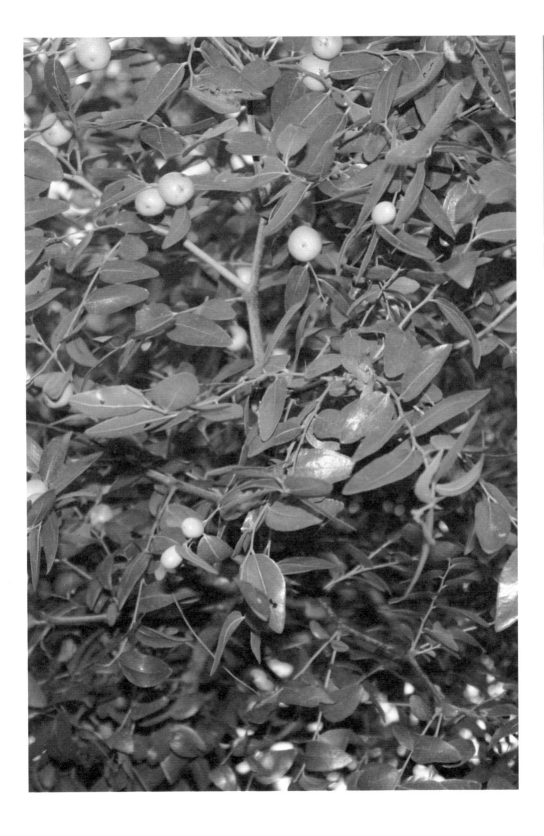

灵 芝

别名 木灵芝、菌灵芝、灵芝草。

来源 为多孔菌科真菌赤芝 [*Ganoderma luncidum* (Leyss. ex Fr.) Karst.] 或紫芝 (*Ganoderma sinense* Zhao, Xu et Zhang) 的干燥子实体。

生境 生长于栎树及其他阔叶树的枯干、腐朽的木桩旁，喜生于植被密度大、光照短、表土肥沃、潮湿疏松之处。主产于华东、西南及河北、山西、江西、广西、广东等地。

采收 全年采收，除去杂质，剪除附有朽木、泥沙或培养基质的下端菌柄，阴干或在40～50℃烘干。

功用 甘，平。归心、肺、肝、肾经。补气安神，止咳平喘。用于心神不宁，眩晕不眠，心悸气短，虚劳咳喘。

验方 ①神经衰弱、心悸头晕、夜寐不宁：灵芝1.5～3克，水煎服，每日2次。②慢性肝炎、肾盂肾炎、支气管哮喘：灵芝焙干研末，开水冲服。③过敏性哮喘：灵芝、紫苏叶各6克，半夏4.5克，厚朴3克，茯苓9克，水煎加冰糖服。④慢性支气管炎：灵芝300克，熬煮制成干膏30克，每日3克。

快认指南

①腐生真菌，子实体伞状，菌盖坚硬木质，肾形或半圆形，由黄色渐变为红褐色，表面光泽如漆，有环状棱纹和辐射状皱纹；菌肉近白色至淡褐色；菌盖下面白色，后变为浅褐色，有细密管状孔洞，内生担子器及担孢子。②菌柄侧生，罕偏生，紫褐色，坚硬，亦有漆状光泽。③担孢子褐色，卵形，很小。

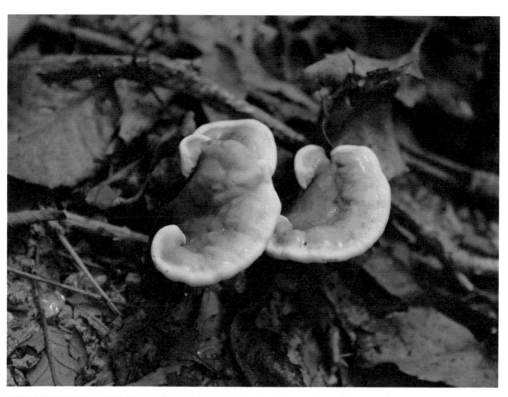

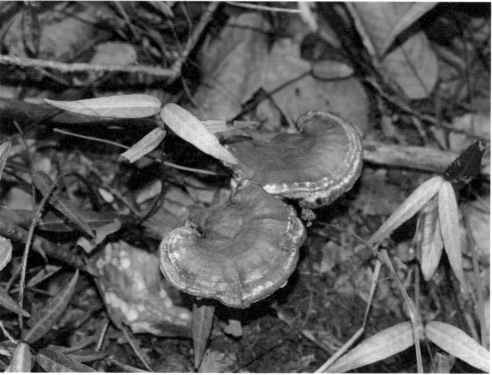

合欢皮

别名 合昏皮、马樱花、夜合皮、合欢木皮。

来源 为豆科植物合欢 (*Albizia julibrissin* Durazz.) 的干燥树皮。

生境 生长于林边、路旁及山坡上。全国大部分地区都有分布，主产于江苏、浙江、安徽等地。

采收 夏、秋两季采收，剥下树皮，晒干。用清水浸泡洗净，捞出，闷润后再切块或切丝，干燥。

功用 甘，平。归心、肝、肺经。解郁安神，活血消肿。用于心神不安，忧郁失眠，肺痈疮肿，跌打肿痛。

验方 ①心烦失眠：合欢皮9克，首乌藤15克，水煎服。②小儿撮口风：合欢花枝煮成浓汁，揩洗口腔。③疮痈肿痛：合欢皮、紫花地丁、蒲公英各10克，水煎服。④神经衰弱、郁闷不乐、失眠健忘：合欢皮或花、首乌藤各15克，酸枣仁10克，柴胡9克，水煎服。

快认指南

①落叶乔木，高6～16米。树皮灰棕色，平滑；幼枝带棱角，被毛，散生黄棕色近圆形皮孔。②二回偶数羽状复叶互生；托叶细小，早落，羽片4～16对，每片有小叶10～30对，日开夜合；小叶片镰状长圆形，长6～12毫米，宽2～3毫米，全缘，叶缘及下面中脉有毛，小叶无柄。③头状花序簇生叶腋或密集小枝先端而呈伞房状；花萼小，筒状；花冠狭漏斗形，淡红色，先端5裂；雄蕊多数，远长于花冠，长达4厘米，上部粉红色，下部色浅。④荚果长椭圆形，长9～15厘米，先端尖，边缘波状。种子小，多数扁椭圆形。⑤花期夏季。

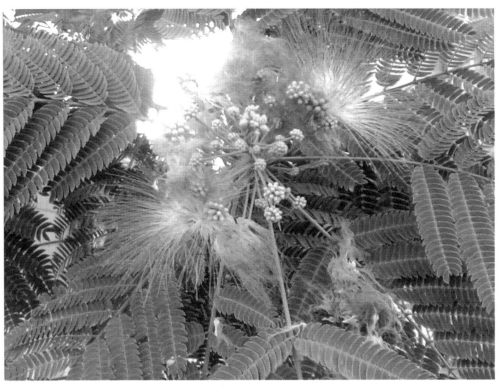

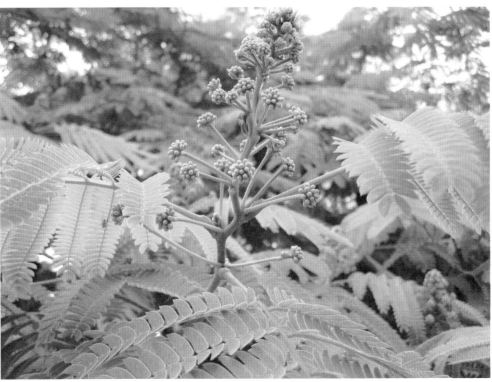

远志

别名 细草、棘菀、苦远志、小草根、关远志。

来源 为远志科植物远志 (*Polygala tenuifolia* Willd.) 或卵叶远志 (*Polygala sibirica* L.) 的干燥根。

生境 生长于海拔400～1000米的路旁或山坡草地。主产于山西、陕西、吉林、河南等地。

采收 春、秋两季采挖，除去须根及泥沙，晒干。

功用 苦、辛，温。归心、肾、肺经。安神益智，祛痰，消肿。用于心肾不交引起的失眠多梦、健忘惊悸、神志恍惚，咳痰不爽，疮疡肿毒，乳房肿痛。

验方 ①脑风头痛：远志末适量，吸入鼻中。②喉痹作痛：远志末适量，吹喉，涎出为度。③乳腺炎：远志焙干研细末，酒冲服10克，药渣敷患处。④健忘：远志末适量，冲服。⑤神经衰弱、健忘心悸、失眠多梦：远志研粉，每次5克，每日2次，米汤冲服。

快认指南

　　远志：①多年生矮小草本，高约30厘米，茎丛生，纤细，近无毛。②叶互生，线形或狭线形，近无柄。③总状花序，花偏向一侧；花绿白色带紫。④蒴果扁平，倒卵形，边缘有狭翅。种子扁平，黑色，密被白色细茸毛。⑤花期5～7月，果期7～9月。

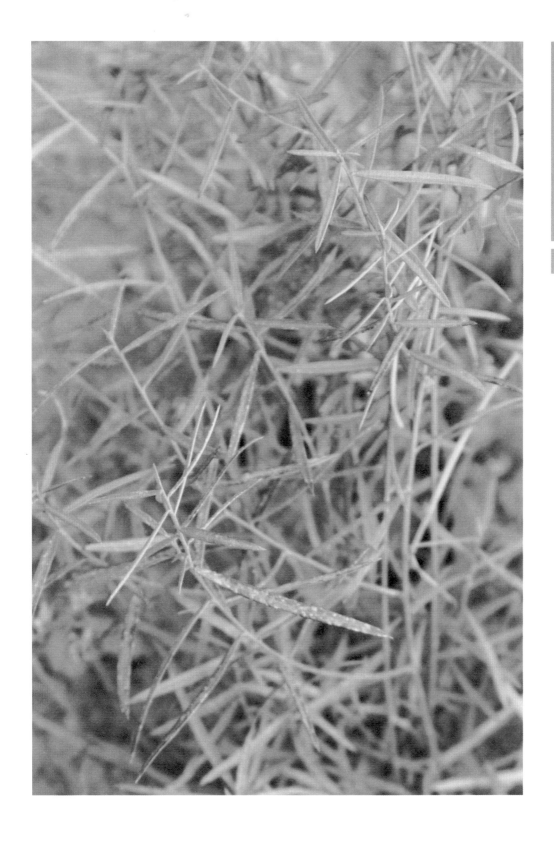

石决明

别名 鲍鱼壳、海决明、千里光、金蛤蜊皮。

来源 为鲍科动物杂色鲍 (*Haliotis diversicolor* Reeve)、皱纹盘鲍 (*Haliotis discus hannai* Ino)、羊鲍 (*Haliotis ovina* Gmelin)、澳洲鲍 [*Haliotis ruber* (Leach)]、耳鲍 (*Haliotis asinina* Linnaeus) 或白鲍 [*Haliotis laevigata* (Donovan)] 的贝壳。

生境 主产于我国福建以南沿海地区。

采收 夏、秋两季捕捉，去肉，洗净，干燥。

功用 咸，寒。归肝经。平肝潜阳，清肝明目。用于头痛眩晕，目赤翳障，视物昏花，青盲雀目。

验方 ①畏光：石决明、黄菊花、甘草各5克，水煎，冷后服。②痘后目翳：石决明用火煅过，研为末，加谷精草等份，共研细末，以猪肝蘸食。③肝虚目翳：石决明（烧成灰）、木贼（焙）等份为末，每次10克，与姜、大枣同用水煎，连渣服下，每日3次。④小便淋证：石决明去粗皮，研为末，水飞过，每次10克，熟水送下，每日2次。⑤阴虚阳亢所致的眩晕：石决明、生龙骨各30克，生地黄、熟地黄、首乌藤各15克，山茱萸肉、川牛膝各12克，牡丹皮10克，水煎服。

快认指南

杂色鲍体长卵圆形，内面观略呈耳形，长7～9厘米，宽5～6厘米，高约2厘米。表面暗红色，有多数不规则的螺肋和细密生长线，螺旋部小，体螺部大，从螺旋部顶端开始向右排列有20余个疣状突起，末端6～9个开孔，孔口与壳面平。内面光滑，具珍珠样彩色光泽。壳较厚，稍光滑，质坚硬，不易破碎，断面厚0.5～10毫米，有较明显的层次。无臭，味微咸。

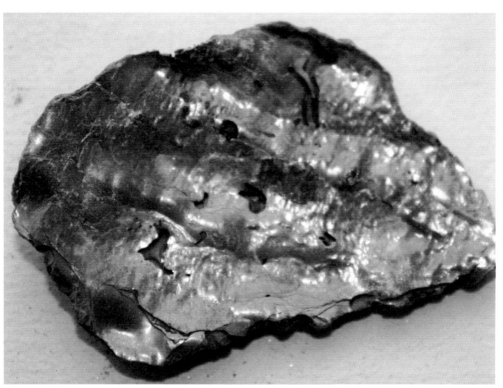

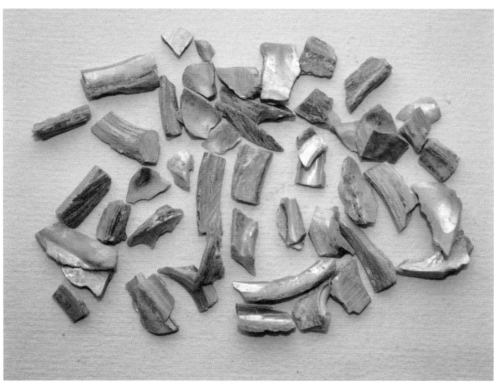

罗布麻叶

别名 红麻、野麻、吉吉麻、泽漆麻、红柳子、小花罗布麻。

来源 为夹竹桃科植物罗布麻 (*Apocynum venetum* L.) 的干燥叶。

生境 生长于河岸沙质地、山沟沙地、多石的山坡、盐碱地。主产于东北、华北、西北等地。

采收 夏季采收，除去杂质，干燥。

功用 甘、苦，凉。归肝经。平肝安神，清热利水。用于肝阳眩晕，心悸失眠，浮肿尿少，高血压，神经衰弱，肾炎浮肿。

验方 ①高血压：罗布麻叶20克，开水泡，当茶饮用。②急性肾炎高血压：罗布麻叶、菊花各10克，沸水浸泡，每日1剂，分3～4次服用。③肝炎腹胀：罗布麻叶、延胡索各10克，甜瓜蒂7.5克，公丁香5克，木香15克，共研末，每次2.5克，每日2次，开水送服。④神经衰弱、眩晕、心悸、失眠：罗布麻叶5～10克，开水冲泡当茶喝，不可煎煮。⑤水肿：罗布麻根20～25克，水煎服，每日2次。

快认指南

①多年生草本，高1～2米，全株含有黏稠的白色乳汁。主根粗壮，暗褐色。茎直立，节间长，无毛，枝条细长，向阳面通常为紫红色，茎皮强韧，为良好的野生纤维原料。②叶对生，有短柄；叶片卵状披针形或长圆状披针形，先端圆钝，有短小棘尖，基部圆形，全缘，侧脉细密，多在10对以上，下面稍有白粉；聚伞花序顶生，有微短毛；花萼及花冠均5裂；花冠窄钟形，直径约8毫米，内、外均有短毛；雄蕊的5花药贴合成锥形体，先端锥尖。③菁葖果长角状，长可达20厘米，黄褐色带紫晕。种子多数，顶生一簇白色细长毛。④花期夏、秋两季。

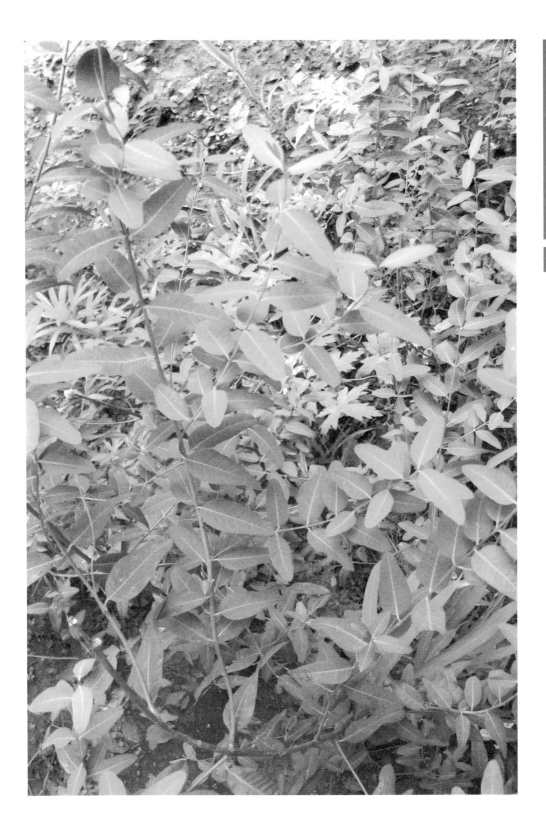

珍 珠

别名 真朱、真珠、蚌珠、珠子、药珠。

来源 为珍珠贝科动物马氏珍珠贝 [*Pteria martensii* (Dunker)]、蚌科动物三角帆蚌 [*Hyriopsis cumingii* (Lea)] 或褶纹冠蚌 [*Cristaria plicata* (Leach)] 等双壳类动物受刺激形成的珍珠。

生境 天然珍珠主产于广东、广西、台湾等地。淡水养殖珍珠主产于江苏、黑龙江、安徽及上海等地。

采收 自动物体内取出，洗净，干燥。

功用 甘、咸，寒。归心、肝经。安神定惊，明目去翳，解毒生肌，润肤祛斑。用于惊悸失眠，惊风癫痫，目生翳障，疮疡不敛，皮肤色斑。

验方 ①镇惊安神：珍珠粉，每次1克，开水冲服。②慢性中耳炎，症见浓脓流水：珍珠、枯矾各6克，黄连（焙）60克，冰片3克，研细末，混匀装瓶。用时，先以过氧化氢冲洗净耳内脓液，然后取适量药末，用麻油调成药液滴耳，每次3～4滴，每日2～3次。

快认指南

　　珍珠贝有贝壳2片，大而坚厚，略呈圆形；左右两壳不等，左壳较大于右壳。壳的长度与高度几相等，通常长10～15厘米，大者可达20厘米。壳顶向前弯，位于背缘中部靠前端，右壳顶前方有一凹陷，为足丝的出孔。壳顶前后有两耳，后耳较大。壳表面黑褐色。左壳稍凸，右壳较平，壳顶光滑，绿色。其余部分被有同心形鳞片，鳞片在边缘向外延伸呈棘状。有些鳞片呈锯齿状，色淡白；贝壳中部锯齿状鳞片脱落，留有明显的放射纹痕迹。壳内面珍珠层厚，有虹光色彩，边缘黄褐色。铰合线直，在壳顶下有1～2个主齿，韧带细长，紫褐色。闭壳肌痕大，长圆形，略呈葫芦状。外套痕简单，足舌状，具足丝。

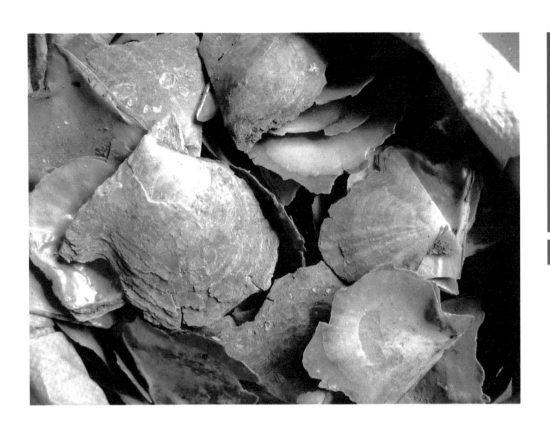

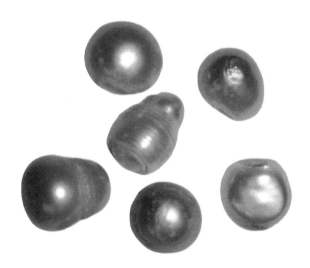

钩藤

别名 钩藤、钩丁、大钩丁、双钩藤。

来源 为茜草科植物钩藤 [*Uncaria rhynchophylla* (Miq.) Miq. ex Havil.]、大叶钩藤 (*Uncaria macrophylla* Wall.)、毛钩藤 (*Uncaria hirsuta* Havil.)、华钩藤 [*Uncaria sinensis* (Oliv.) Havil.] 或无柄果钩藤 (*Uncaria sessilifructus* Roxb.) 的干燥带钩茎枝。

生境 生长于灌木林或杂木林中。主产于云南、广西、广东等地。

采收 秋、冬两季采收，去叶，切段，晒干。

功用 甘，凉。归肝、心包经。清热平肝，息风定惊。用于头痛眩晕，感冒夹惊，惊痫抽搐，妊娠子痫，高血压。

验方 ①小儿惊热：钩藤50克，硝石25克，甘草（炙微赤，锉）0.5克，捣细，罗为散，每次2克，以温水调下，每日3~4次。②胎动不安：钩藤、桔梗、人参、茯神、当归、桑寄生各5克，水煎服。③高血压：钩藤12克，菊花、桑叶、夏枯草各10克，水煎服。

快认指南

钩藤：①常绿木质藤本，长可达10米。根肥厚，淡黄色，质软，味微苦，有刺喉感。枝条四棱形，褐色，光滑；叶腋有对生的两钩，钩尖向下弯曲，形似鹰爪，故称"钩藤"或"鹰爪风"，钩长1.2~2厘米。②叶对生；具短柄，叶片椭圆形或卵状披针形，长6~10厘米，宽3~6.5厘米，先端渐尖，基部渐窄或呈圆形，全缘，下面灰绿色，有粉白色短毛；托叶2深裂，裂片条状锥形。③绒球状头状花序单生于叶腋或枝顶，花黄色，花冠合生，上部5裂，喉部内具短柔毛，雄蕊5，子房下位。④蒴果倒卵形或椭圆形，有宿存萼。种子两端有翅。⑤花期夏、秋两季。

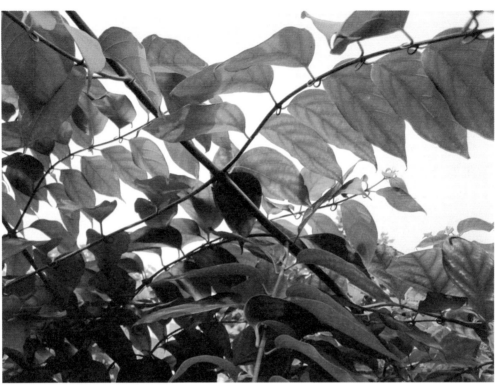

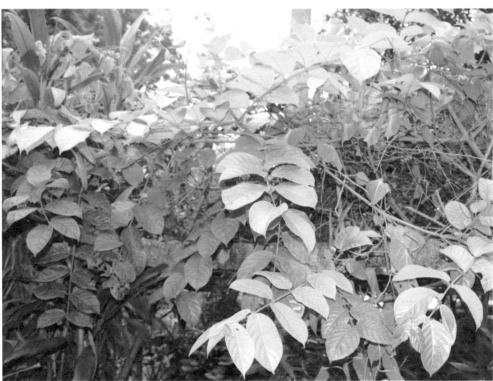

天麻

别名 赤箭、赤箭芝、明天麻、定风草根。

来源 为兰科植物天麻 (*Gastrodia elata* Bl.) 的干燥块茎。

生境 生长于腐殖质较多而湿润的林下、向阳灌木丛及草坡。主产于安徽、陕西、四川、云南、贵州等地。

采收 立冬后至次年清明前采挖，立即洗净，蒸透，敞开低温干燥。

功用 甘，平。归肝经。平抑肝阳，息风止痉，祛风通络。用于头痛眩晕，肢体麻木，小儿惊风，癫痫抽搐，破伤风，风湿痹痛。

验方 ①头晕、肢体疼痛、皮肤瘙痒、偏头痛等：天麻9克，川芎6克，水煎2次，混合药汁，早、晚服用，每日1剂。②风湿痹、四肢拘挛：天麻25克，川芎100克，共研为末，炼蜜为丸，如茨子大，每次嚼服1丸，饭后以茶或酒送下。③半身不遂、风湿痹痛、坐骨神经痛、慢性腰腿痛：天麻、杜仲、牛膝各30克，枸杞50克，羌活20克，切片，放入烧酒中，浸泡7日，每次服一小盅，每日2~3次。

快认指南

①多年生腐生草本，高60~100厘米。地下块茎横生，肥厚，肉质，长圆形或椭圆形，长约10厘米，直径3~4.5厘米，形如马铃薯，有不明显的环节。茎单一，直立，圆柱形，黄赤色，稍带肉质。②叶呈鳞片状，淡黄褐色，膜质，长1~2厘米，基部成鞘状，抱茎。③总状花序顶生，长10~30厘米；花多数，黄赤色；花冠不整齐，口部倾斜，基部膨大，呈歪壶状；苞片披针形至窄长圆形。④蒴果长圆形至长倒卵形，有短梗。种子多而细，粉尘状。⑤花期6~7月。

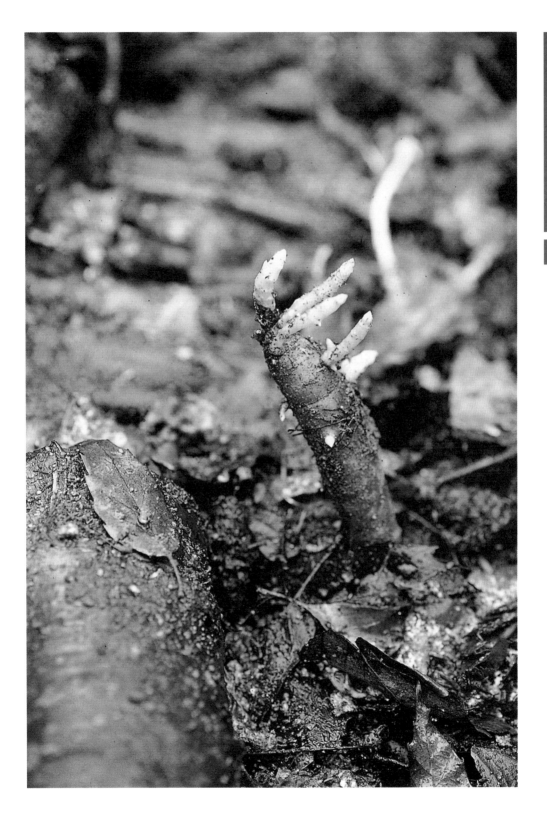

地龙

别名 蚯蚓、土龙、附蚓、寒蚓。

来源 为钜蚓科动物参环毛蚓 [*Pheretima aspergillum* (E. Perrier)]、通俗环毛蚓 (*Pheretima vulgaris* Chen)、威廉环毛蚓 [*Pheretima guillelmi* (Michaelsen)] 或栉盲环毛蚓 (*Pheretima pectinifera* Michaelsen) 的干燥体。

生境 生长于潮湿疏松的泥土中。分布于全国各地。

采收 春季至秋季捕捉，及时剖开腹部，除去内脏及泥沙，洗净，晒干或低温干燥。

功用 咸，寒。归肝、脾、膀胱经。清热定惊，通络，平喘，利尿。用于高热神昏，惊痫抽搐，关节痹痛，肢体麻木，半身不遂，肺热喘咳，尿少水肿，高血压。

验方 ①头痛：地龙、野菊花各15克，白僵蚕10克，水煎服，每日2次。②婴幼儿抽搐：地龙5～10条，捣烂如泥，加少许食盐，涂囟门。

快认指南

参环毛蚓体较大，长110～380毫米，宽5～12毫米。体背部灰紫色，腹面稍淡。前端较尖，后端较圆，长圆柱形。头部退化，口位在体前端。全体由100多个体节组成。每节有一环刚毛，刚毛圈稍白。第14～16节结构特殊，形成环带，无刚毛。雌性生殖孔1个，位于第14节腹面正中，雄性生殖孔1对，位于第18节腹面两侧，受精囊孔3对，位于6～7、7～8、8～9节间。通俗环毛蚓身体大小、色泽及内部构造与威廉环毛蚓相似。唯受精囊腔较深广，前后缘均隆肿，外面可见腔内大小乳突各一。雄交配腔也深广，内壁多皱纹，有平顶乳突3个，位置在腔底，有一乳突为雄孔所在处，能全部翻出。

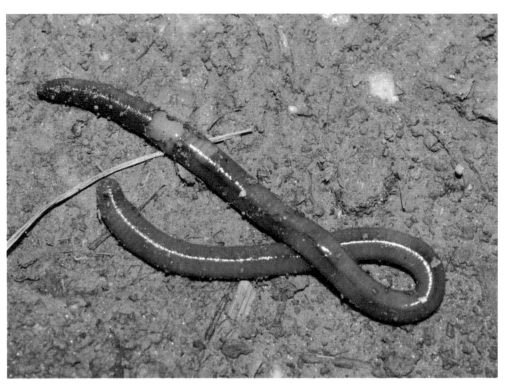

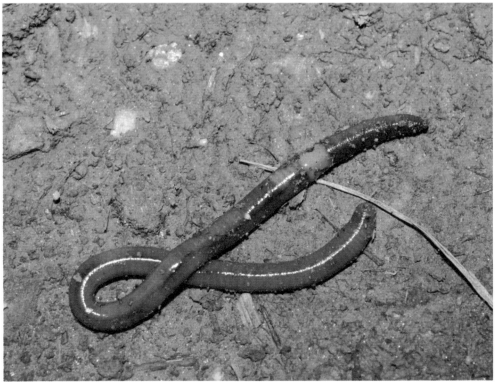

全蝎

别名 钳蝎、全虫、蝎子、山蝎。

来源 为钳蝎科动物东亚钳蝎 (*Buthus martensii* Karsch) 的干燥体。

生境 生长于阴暗潮湿处。主产于河南、山东等地，河北、辽宁、安徽、湖北等地亦产。

采收 春末至秋初捕捉，除去泥沙，置于沸水或沸盐水中，煮至全身僵硬，捞出，置于通风处阴干。

功用 辛，平；有毒。归肝经。息风镇痉，攻毒散结，通络止痛。用于肝风内动，小儿惊风，抽搐痉挛，中风口歪，半身不遂，破伤风，风湿顽痹，偏正头痛，疮疡，瘰疬。

验方 ①牙疼：全蝎3个，蜂房10克，炒研，擦牙。②关节疼痛、筋节挛疼：全蝎（炒）7个，麝香0.2克，研匀，空腹温酒调服。③偏头痛：全蝎、藿香、麻黄、细辛各等份，共研细末，每次3克，开水送服。④痈疮肿毒：全蝎、栀子各10克，麻油煎黑去滓，入黄蜡，化成膏敷之。⑤阴囊湿疹成疮：全蝎、延胡索、杜仲（炒）各15克，水煎服。

快认指南

　　钳蝎体长约6厘米，分为头胸部及腹部两部分。头胸部较短，7节，分节不明显，背面覆有头胸甲，前端两侧各有1团单眼，头胸甲背部中央处，另有1对，如复眼。头部有附肢2对，1对为钳角，甚小；1对为强大的脚须，形如蟹螯。胸部有步足4对，每足分为7节，末端各有钩爪2枚。腹部甚长，分前腹及后腹两部分，前腹部宽广，共有7节。第1节腹面有一生殖屑，内有生殖孔；第2节腹面有1对栉板，上有齿16～25个；第3～6节的腹面，各有肺书孔1对。后腹部细长，分为5节和1节尾刺，后腹部各节皆有颗粒排列而成的纵棱数条。尾刺呈钩状，上屈，内有毒腺。卵胎生。

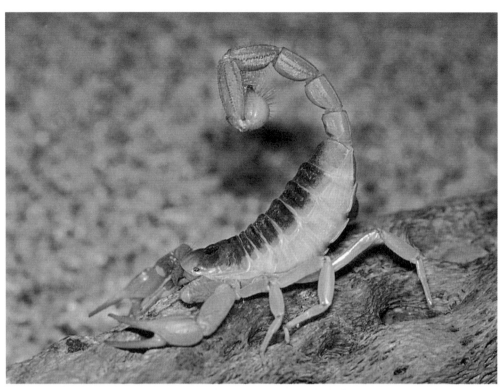

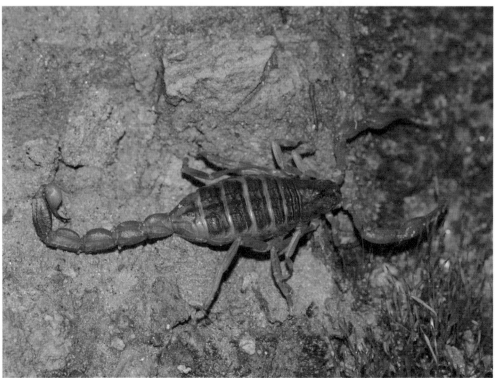

石菖蒲

别名 菖蒲、山菖蒲、药菖蒲、菖蒲叶、水剑草、剑叶菖蒲。

来源 为天南星科植物石菖蒲 (*Acorus tatarinowii* Schott) 的干燥根茎。

生境 生长于阴湿环境，在郁密度较大的树下也能生长。主产于我国黄河流域以南各地。

采收 秋、冬两季采挖，除去须根及泥沙，晒干。

功用 辛、苦，温。归心、胃经。化湿开胃，开窍豁痰，醒神益智。用于脘痞不饥，噤口下痢，神昏癫痫，健忘失眠，耳鸣耳聋。

验方 ①产后崩中、下血不止：石菖蒲50克，酒2盏，煎取1盏，去滓，分3次食前温服。②病后耳聋：生石菖蒲汁适量，滴入耳中。③阴汗湿痒：石菖蒲、蛇床子各等份，为末，日搽2～3次。④心肾两虚的尿频或滑精：石菖蒲、远志各6克，桑螵蛸、当归、人参各9克，龟甲、龙骨各15克，茯神12克，研为细末，睡觉时人参汤调下6克。⑤心肾虚损引起的健忘：石菖蒲、益智仁各9克，远志、菟丝子各12克，熟地黄15克，水煎服。

快认指南

①多年生草本。根茎横卧，具分枝，因而植株成丛生状，分枝常被纤维状宿存叶基。②叶基生，剑状线形，无中脉，平行脉多数，稍隆起。③花茎扁三棱形，肉穗花序圆柱状，佛焰苞片叶状，较短，为肉穗花序长的1～2倍，花黄绿色。④浆果倒卵形。

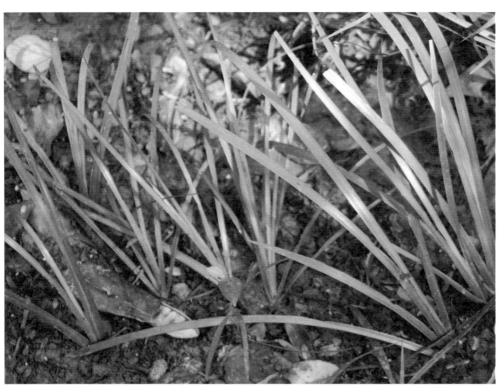
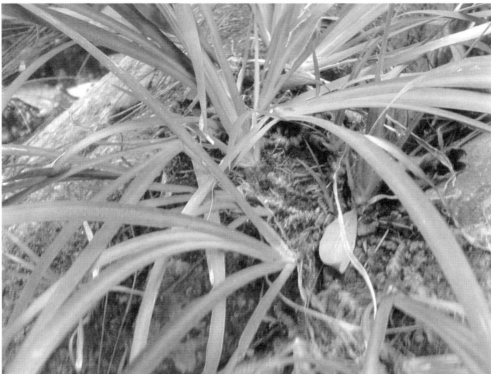

安息香

别名 拙贝罗香、野茉莉。

来源 为安息香科植物白花树 [*Styrax tonkinensis* (Pierre) Craib ex Hart.] 的干燥树脂。

生境 生长于山谷、山坡、疏林或林缘。进口安息香分布于印度尼西亚的苏门答腊及爪哇。我国江西、福建、湖南、广东、海南、广西、贵州、云南等地也有分布。

采收 树干经自然损伤或于夏、秋两季割裂树干，收集流出的树脂，阴干。

功用 辛、苦，平。归心、脾经。开窍醒神，行气活血，止痛。用于中风痰厥，气郁暴厥，中恶昏迷，心腹疼痛，产后血晕，小儿惊风。

验方 ①小儿肚痛：安息香酒蒸成膏，沉香、丁香、木香、藿香、八角茴香各15克，砂仁、香附、炙甘草各25克，为末，以膏和炼蜜丸，如芡子大，每次5克，紫苏汤送下。②心绞痛：安息香适量，研为细末，温水送服。

快认指南

①乔木，高5~20米。树皮灰褐色，有不规则纵裂纹；枝稍扁，被褐色长茸毛，后变为无毛。②叶互生，柄长8~15毫米，密被褐色星状毛；叶片椭圆形、椭圆状卵形至卵形，先端短渐尖，基部圆形或楔形，上面无毛或嫩叶脉上被星状毛，下面密被灰色至粉绿色星状茸毛，边全缘，幼叶有时具2~3个齿裂。③顶生圆锥花序较大，下部的总状花序较短，花梗和花序梗密被黄褐色星状短柔毛；花白色，5裂，裂片卵状披针形；花萼及花冠均密被白色星状毛。④果实近球形，外面密被星状茸毛。种子卵形，栗褐色，密被小瘤状突起和星状毛。⑤花期4~6月，果期8~10月。

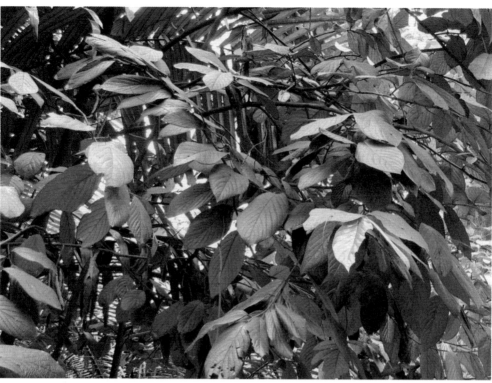

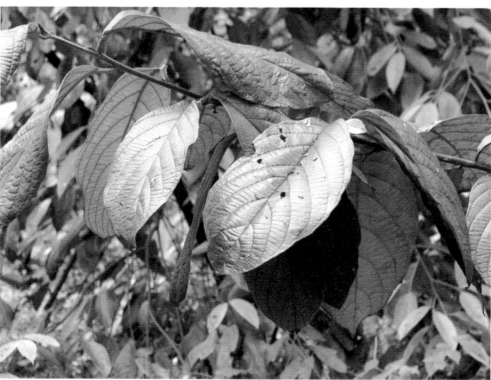

人 参

别名　地精、黄参、神草。

来源　为五加科植物人参 (*Panax ginseng* C. A. Mey.) 的干燥根。

生境　生长于海拔500～1100米的山地缓坡或斜坡地的针阔混交林或杂木林中。主产于吉林、辽宁、黑龙江、河北等地。多为栽培品，习称"园参"；野生品产量少，习称"野山参"。

采收　多于秋季采挖，洗净，晒干或烘干。

功用　甘、微苦，微温。归脾、肺、心、肾经。大补元气，复脉固脱，补脾益肺，生津养血，安神益智。用于体虚欲脱，肢冷脉微，脾虚食少，肺虚喘咳，津伤口渴，内热消渴，久病虚羸，惊悸失眠，阳痿宫冷，心力衰竭，心源性休克。

验方　①脱肛：人参芦头20枚，文火焙干研末，分20包，早、晚空腹以米饭调服1包。②心律失常：人参3～5克（或党参15克），麦冬10克，水煎，饮汤食参，每日2剂。

快认指南

①多年生宿根草本，高30～60厘米。主根肥厚，肉质，黄白色，圆柱形或纺锤形，下面稍有分枝；根状茎（芦头）短，直立。茎直立，圆柱形，不分枝。②一年生植株茎顶只有1叶，叶具3小叶，俗名"三花"；二年生者仍只有1叶，但具5小叶，叫"巴掌"；三年生者具2个对生的5小叶的复叶，叫"二甲子"；四年生者增至3个轮生复叶，叫"灯台子"；五年生者增至4个轮生复叶，叫"四匹叶"；六年生者茎顶有5个轮生复叶，叫"五匹叶"；复叶掌状。③伞形花序单一顶生叶丛中，总花梗长达30厘米。苞片小，条状披针形，花瓣5，卵形，全缘，淡黄绿色。④浆果扁圆形，成熟时鲜红色，内有两粒半圆形种子。⑤花期夏季。

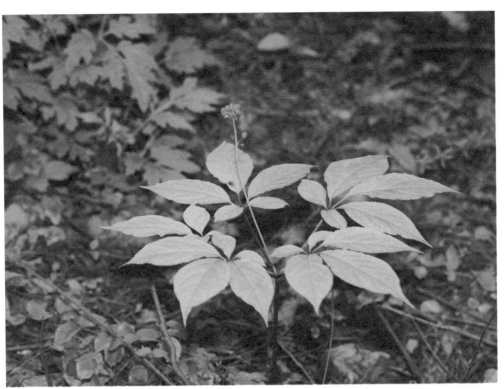

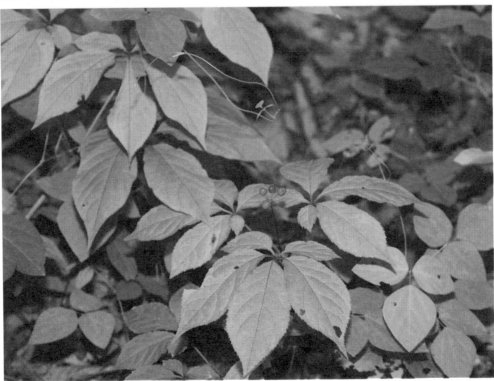

西洋参

别名　洋参、西参、花旗参、西洋人参、广东人参。

来源　为五加科植物西洋参 (*Panax quinquefolium* L.) 的干燥根。

生境　均系栽培品，生长于土质疏松、土层较厚、肥沃、富含腐殖质的森林沙质壤土。原产于加拿大和美国。我国东北、华北、西北等地引种栽培。

采收　秋季采挖，洗净，晒干或低温干燥。

功用　甘、微苦，凉。归心、肺、肾经。补气养阴，清热生津。用于气虚阴亏，内热，咳喘痰血，虚热烦倦，消渴，口燥咽干。

验方　①失眠：西洋参3克，灵芝15克，水煎代茶饮。②便秘：西洋参粉1小茶匙，用开水在下午14时服下。③气虚：西洋参、麦冬、石斛、六一散各10克，用开水冲饮，剩下的渣子也可以嚼着吃。

快认指南

①多年生草本。茎单一，不分枝。②一年生者无茎，有三出复叶1枚，二年生者有2枚三出或五出复叶；三至五年生者轮生3至（或）5枚掌状复叶，复叶中两侧小叶较小，中间一片小叶较大，小叶倒卵形，边缘具细重锯齿，但小叶下半部边缘的锯齿不明显；总叶柄长4～7厘米。③伞形花序顶生，总花梗常较叶柄略长。花6～20朵，绿色。④浆果状核果，扁圆形，熟时鲜红色。种子2粒。⑤花期7月，果期9月。

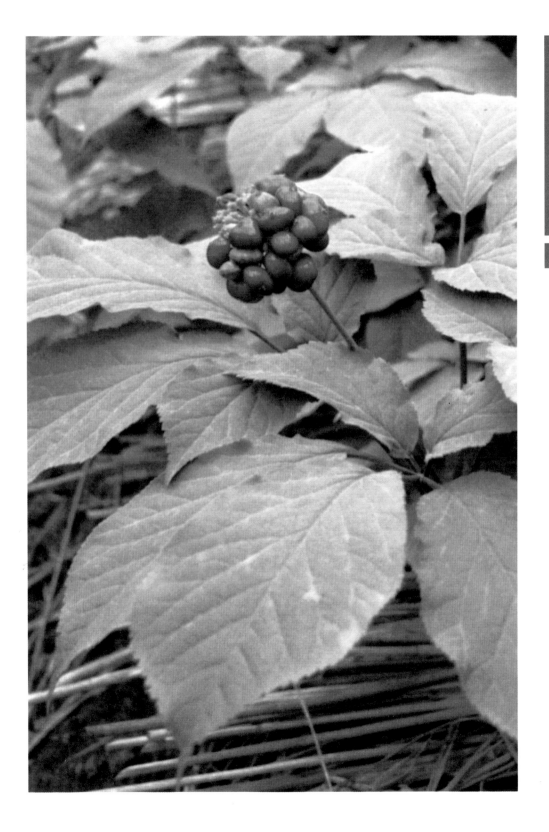

党 参

别名 潞党参、汶党参、上党参、仙草根、叶子菜、防风党参。

来源 为桔梗科植物党参 [*Codonopsis pilosula* (Franch.) Nannf.]、素花党参 [*Codonopsis pilosula* Nannf. var. *modesta* (Nannf.) L. T. Shen] 或川党参 [*Codonopsis tangshen* Oliv.] 的干燥根。

生境 生长于山地林边及灌丛中。主产于山西、陕西、甘肃、四川、云南、贵州、湖北、河南、内蒙古及东北等地；现大量栽培。

采收 秋季采挖，洗净，晒干。

功用 甘，平。归脾、肺经。养血生津，健脾益肺。用于脾肺虚弱，气短心悸，食少便溏，虚喘咳嗽，内热消渴。

验方 ①小儿口疮：党参50克，黄柏25克，共为细末，吹撒患处。
②心律失常：党参10克，麦冬8克，五味子3克，同研成细末，每日1剂，分2次服用。

快认指南

党参：①多年生缠绕草本，长1～2米，幼嫩部分有细白毛，折断有乳汁。根长圆锥状柱形，直径1～1.7厘米，顶端有一膨大的根头，习称"狮子盘头"，具多数瘤状茎痕，下端分枝或不分枝，外皮灰黄色至灰棕色。茎细长而多分枝。②叶互生、对生或假轮生，有细长的柄；叶片卵形或广卵形，长1～7厘米，宽0.8～5.5厘米，先端钝或尖，基部圆形或微心形，边近全缘或浅波状，上面绿色，下面粉绿色，两面有毛。③花单生叶腋，有梗；花萼绿色，具裂片5，裂片长圆状披针形；花冠广钟状，直径2～2.5厘米，浅黄绿色，有污紫色小斑点，先端5裂，裂片三角形至广三角形，直立；雄蕊5，花丝中部以下扩大；子房上位，3室，胚珠多数，花柱短，柱头3。④蒴果圆锥形，近基部有宿存增大花萼。种子无翅。⑤花期8～9月。

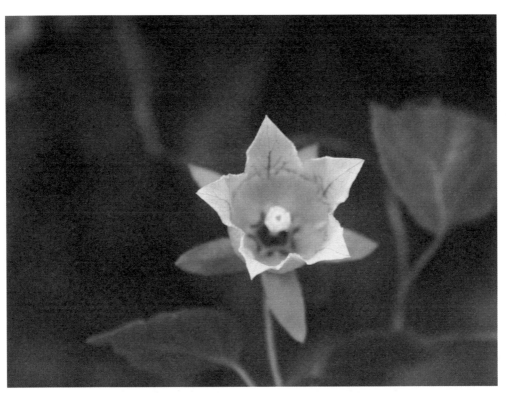

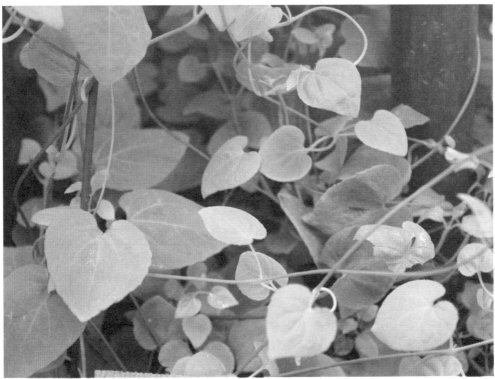

太子参

别名 童参、四叶参、四叶菜、孩儿参。

来源 为石竹科植物孩儿参 [*Pseudostellaria heterophylla* (Miq.) Pax ex Pax et Hoffm.] 的干燥块根。

生境 生长于林下富含腐殖质的深厚土壤中。主产于福建、江苏、山东、安徽。其中，福建省柘荣县是全国最大的太子参产地。

采收 夏季茎叶大部分枯萎时采挖，洗净，除去须根，置于沸水中略烫后晒干或直接晒干。

功用 甘、微苦，平。归脾、肺经。益气健脾，生津润肺。用于脾虚体倦，食欲不振，病后虚弱，气阴不足，自汗口渴，肺燥干咳。

验方 ①病后气血亏虚、神疲乏力：太子参15克，黄芪12克，五味子3克，炒白扁豆9克，大枣4枚，水煎代茶饮。②脾虚便溏、饮食减少：太子参12克，白术、茯苓各9克，陈皮、甘草各6克，水煎服。③神经衰弱、失眠：太子参15克，当归、远志、酸枣仁、炙甘草各9克，水煎服。④祛瘀消癥：太子参、桃仁、黄芪、郁金、丹参、凌霄花、制香附、预知子各9克，炙鳖甲12克，全蝎6克，水煎服，每日1剂。

快认指南

①多年生草本，块根纺锤形，茎多单生直立，节部膨大。②叶对生，下部的叶片窄小，长倒披针形，叶基渐狭，全缘；上部的叶片较大，卵状披针形或菱状卵形，叶基渐狭成楔形，叶缘微波状，茎顶端两对叶稍密集，叶大，呈十字形排列。③花二型，茎下部腋生小的闭锁花，花瓣5；茎端的花较大，披针形。④蒴果近球形。

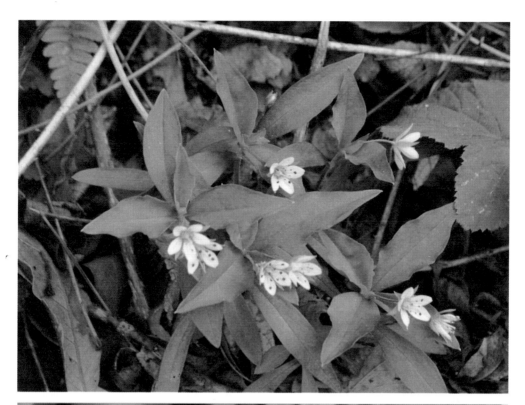

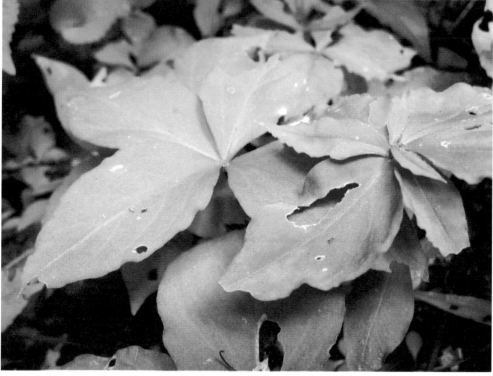

黄芪

别名 黄耆、箭芪、绵芪、绵黄芪。

来源 为豆科植物蒙古黄芪 [*Astragalus membranaceus* (Fisch.) Bge. var. *mongholicus* (Bge.) Hsiao] 或膜荚黄芪 [*Astragalus membranaceus* (Fisch.) Bge.] 的干燥根。

生境 生长于土层深厚、土质疏松、肥沃、排水良好、向阳干燥的中性或微酸性沙质壤土，平地或向阳的山坡均可种植。主产于山西、黑龙江、辽宁、河北、四川、内蒙古等地。

采收 春、秋两季采挖，除去须根及根头，晒干。

功用 甘，微温。归肺、脾经。补气升阳，固表止汗，利水消肿，生津养血，利尿排毒，排脓，敛疮生肌。用于气虚乏力，食少便溏，中气下陷，久泻脱肛，便血崩漏，表虚自汗，气虚水肿，痈疽难溃，久溃不敛，血虚萎黄。

验方 ①气虚自汗：黄芪120克，大枣5枚，浮小麦15克，水煎服。②半身不遂：黄芪60克，桂枝、当归各15克，白芍、木瓜、伸筋草、络石藤、海风藤各10克，炙甘草5克，水煎服。③气虚发热盗汗：黄芪60克，白术、五味子各15克，白芍、防风各9克，水煎服。④银屑病：黄芪、生地黄、当归、白蒺藜各30克，水煎2次，早、晚分服。

快认指南

蒙古黄芪：①多年生草本。茎直立，上部有分枝。②奇数羽状复叶互生，小叶12～18对；小叶片广椭圆形或椭圆形，下面被柔毛；托叶披针形。③总状花序腋生；花萼钟状，密被短柔毛，具5萼齿；花冠黄色，旗瓣长圆状倒卵形，翼瓣及龙骨瓣均有长爪；雄蕊10，二强；子房有长柄。④荚果膜质，半卵圆形，无毛。⑤花期6～7月，果期7～9月。

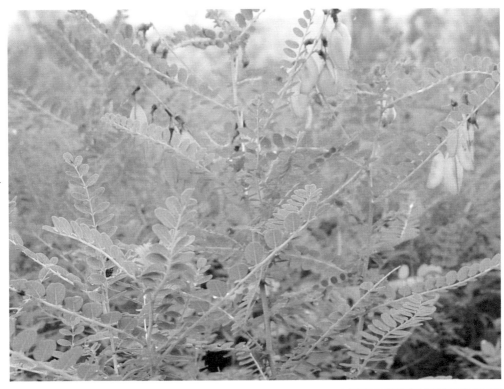

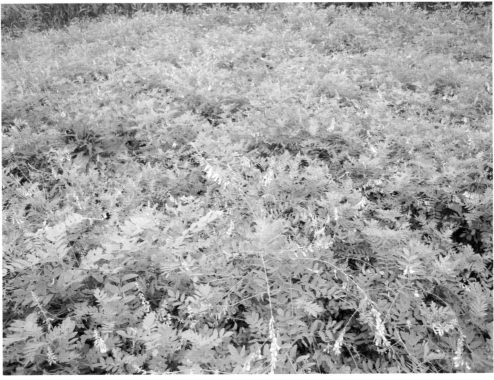

白术

别名　于术、浙术、天蓟、山姜、山连、冬白术。

来源　为菊科植物白术 (*Atractylodes macrocephala* Koidz.) 的干燥根茎。

生境　多为栽培。主产于安徽、浙江、湖北、湖南、江西等地。

采收　冬季下部叶枯黄、上部叶变脆时采挖，除去泥沙，烘干或晒干，再除去须根。

功用　苦、甘，温。归脾、胃经。健脾益气，燥湿利水，止汗，安胎。用于脾虚食少，腹胀泄泻，痰饮眩悸，水肿，自汗，胎动不安。

验方　①久泻、久痢：白术300克，水煎浓缩成膏，放一夜，倾出上面清水，每次1~2匙，蜜汤调服。②小儿腹泻（消化不良性）：白术粉（米汤制）、槟榔粉各等份，每日3餐饭后服用，每次9克，连服3日。

快认指南

①多年生草本，高30~60厘米。根状茎肥厚，略呈拳状，有不规则分枝，外皮灰黄色。茎直立，上部分枝，基部木质化，有不明显纵槽。②叶互生，茎下部叶有长柄，叶片3深裂，偶为5深裂，顶端裂片最大，裂片椭圆形至卵状披针形，边缘有刺状齿；茎上部叶柄渐短，叶片不分裂，椭圆形至卵状披针形，长4~10厘米，宽1.5~4厘米，先端渐尖，基部渐窄下延成柄，边缘有弱刺，叶脉显著。③头状花序单生于枝端，总苞钟状，总苞片7~8层，覆瓦状排列，总苞基部被一轮羽状深裂的叶状苞片包围；全为管状花，花冠紫色，先端5裂，开展或反卷；雄蕊5；子房下位，表面密被茸毛，花柱细长，柱头头状，顶端有一浅裂缝。冠毛羽状分枝，与花冠略等长。④瘦果椭圆形，稍扁，被有黄白色茸毛。⑤花期秋季。

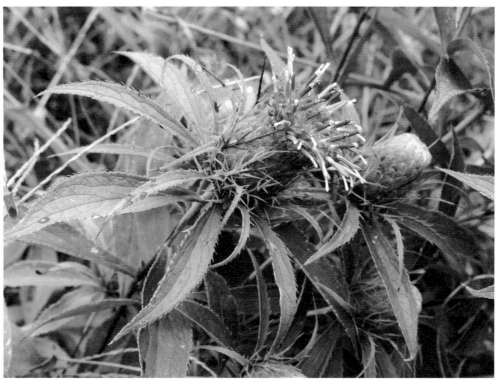

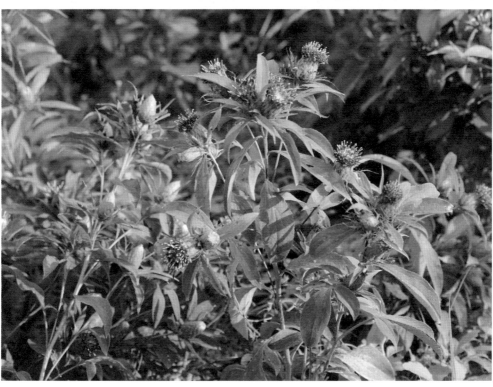

山药

别名　土薯、薯药、薯蓣、山芋、玉延、怀山药。

来源　为薯蓣科植物薯蓣 (*Dioscorea opposita* Thunb.) 的干燥根茎。

生境　生长于排水良好、疏松肥沃的壤土中。主产于河南、山西等地，全国各地均有栽培。

采收　冬季茎叶枯萎后采挖，切去根头，洗净，除去外皮及须根，干燥。也有选择肥大顺直的干燥山药，置于清水中，浸至无干心，闷透，切齐两端，用木板搓成圆柱状，晒干，打光，习称"光山药"。

功用　甘，平。归脾、肺、肾经。补脾养胃，生津益肺，补肾涩精。用于脾虚食少，久泻不止，肺虚喘咳，肾虚遗精，带下，尿频，虚热消渴。麸炒山药补脾健胃，用于脾虚食少，泄泻便溏，白带过多。

验方　①久病咳喘、痰少或无痰、咽干口燥：鲜山药60克，切碎，捣烂，加甘蔗汁半碗和匀，火上炖熟服用。②健脾益肾、补肺定喘、润肤养颜：山药50克，核桃仁20克，大枣10克，小米30～50克，加水适量，煮至米烂汤黏，代粥佐餐。

快认指南

①多年生缠绕草本。块茎肉质肥厚，略呈圆柱形，垂直生长，长可达1米，直径2～7厘米，外皮灰褐色，生有须根。茎细长，蔓生，通常带紫色，有棱，光滑无毛。②叶对生或3叶轮生，叶腋间常生珠芽（名零余子）；叶片形状多变化，三角状卵形至三角状广卵形，通常耳状3裂，中央裂片先端渐尖，两侧裂片呈圆耳状，基部戟状心形，两面均光滑无毛。③花单性，雌雄异株；花极小，黄绿色，成穗状花序。④蒴果有3翅，果翅长几等于宽。种子扁卵圆形，有阔翅。⑤花期7～8月，果期9～10月。

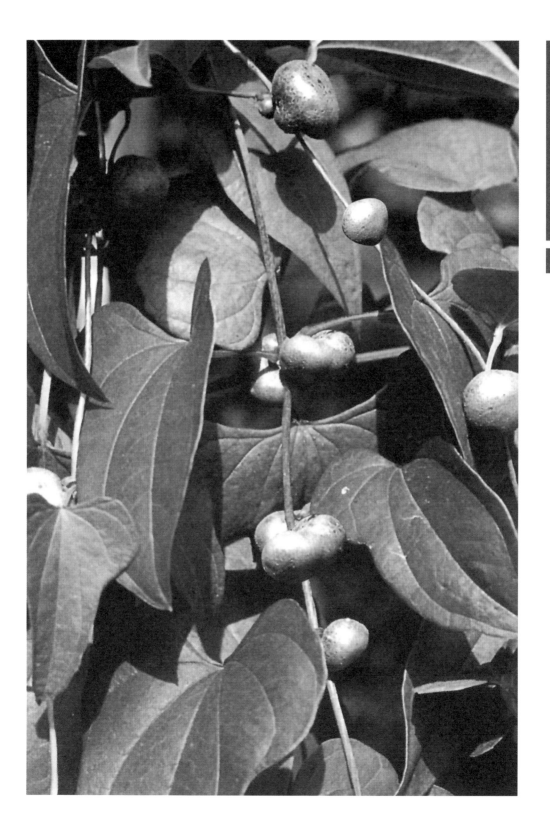

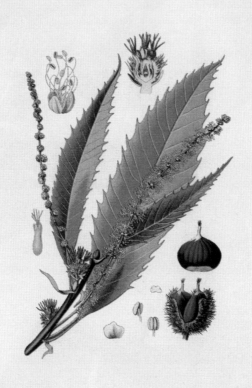